歯科衛生士必須
有病者歯科学

一般社団法人
日本有病者歯科医療学会 編

［監　修］今井　裕

［編集委員］足立了平　石垣佳希　岩渕博史
　　　　　　金子忠良　酒巻裕之　宮田　勝

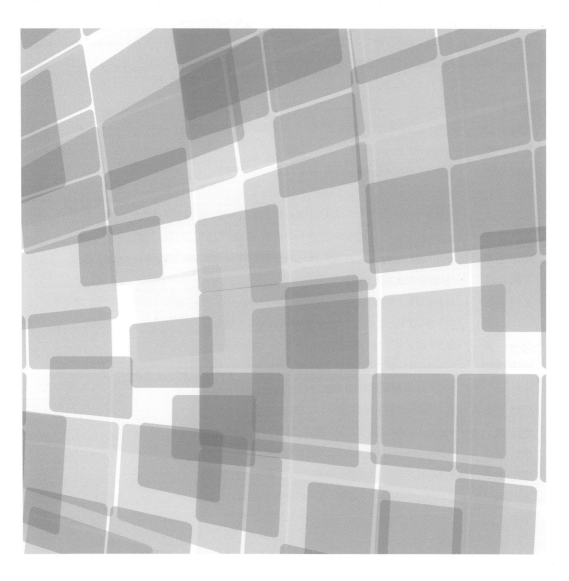

永末書店

塚本 暁子　　石川県立中央病院歯科口腔外科　歯科衛生士

筒井 紀子　　日本歯科大学新潟短期大学　講師

寺田　泉　　静岡県立大学短期大学部歯科衛生学科　講師

外木 守雄　　日本大学歯学部口腔外科学講座　主任教授

中津 沙矢佳　ときわ病院看護部　歯科衛生士

中村 純也　　ときわ病院歯科口腔外科　医長

中村 典史　　鹿児島大学大学院医歯学総合研究科口腔顎顔面外科学分野　教授

南木 昭代　　小山歯科衛生士専門学校　学校長

西久保 周一　日本大学歯学部口腔外科学講座　診療准教授

野本 たかと　日本大学松戸歯学部障害者歯科学講座　教授

槇野 莉沙　　石川県立中央病院歯科口腔外科　歯科衛生士

松尾 浩一郎　藤田医科大学医学部歯科・口腔外科学講座　主任教授

松田 啓子　　神奈川歯科大学附属病院口腔外科　歯科衛生士

満足　愛　　日本大学歯学部附属歯科衛生専門学校　教務副主任

向　真紀　　石川県立中央病院歯科口腔外科　歯科衛生士

望月　亮　　望月歯科

森川 貴迪　　東京歯科大学口腔顎顔面外科学講座　助教

矢郷　香　　国際医療福祉大学三田病院歯科口腔外科　部長

山口 朱見　　あおぞら診療所　歯科衛生士

山口 秀紀　　日本大学松戸歯学部歯科麻酔学講座　准教授

【 協力者 】

田畑 諭子　　神戸大学大学院医学研究科内科学講座循環器内科学分野

（五十音順）

推薦のことば

　今まさに、全世界的に高齢社会が進み、わが国では"人生百年時代"というフレーズが飛び交っています。どこまで超高齢化が進むかはともかくとして、高齢者の多くは必ずと言ってよいほど、全身疾患を有しており、つまり、有病者歯科人口の増加を加速させています。

　昨今の有病者は重症度によっても異なりますが、従来までは病棟生活をしていた方も通院治療が可能になり、健康人と同様な生活をしています。そのため、歯科クリニックにも気軽に受診してきます。皆さんも思い出してください。あなたが勤務する歯科クリニックにも、虚血性心疾患などで抗血栓薬を内服中の方、ペースメーカーを装着している方、透析療法を受けている方など多くの方が来院しています。この状況は今後、一層、日常化していくことが予測されますが、一方では多くのリスクを潜在させています。

　患者さんが歯科診療室に入り、終了するまでに与えるストレスは大きく、一般的に血圧は 40 〜 50 の範囲で乱高下すると言われています。これが心疾患患者であった場合、いかがですか。そうです、きわめてリスキーな状況が想定されます。有病者の急増によって、歯科医療は歯科治療だけに専心していれば良いとする時代は過ぎ去り、患者さんの全身性を考慮しない歯科医療はナンセンスと言えます。

　有病者歯科医療によく引用される名言があります。皆さんも、是非覚えてほしいのですが、「病気を診ずして、病人を診よ」というフレーズです。これは東京慈恵会医科大学の創設者、高木兼寛先生が 1 世紀も前に若き医師たちに述べられた遺訓です。患者さんの局所の病態にとらわれるのではなく、全体像を観察して、診断の目を養えという意味です。例えば顔色が悪いな、足腰が弱そうだな、顔が紅潮しているな、などの症状から貧血や腰痛、高血圧などが連想されます。今後、この遺訓を思い出して、患者さんと接してみてはいかがでしょうか。患者さんを診る眼が養われていくはずです。

　この度、一般社団法人 日本有病者歯科医療学会編による本書の発刊が実現するのは、誠に喜びに堪えない次第であります。特に、本書は有病者の病態についての解説、面接、チェック項目、管理の実際、また歯科衛生士が留意すべきことなどが詳細に記述されており、明日からの臨床に即、役立つように構成されています。また、有病歯科患者のお薬手帳には、聞いたことがない多種の薬が記載されていますが、本書にはこれらの薬の効能、副作用についても分かりやすく解説されています。加えて、周術期患者の口腔管理についても詳しく触れています。

　本書は歯科界最前線で活躍する若い先生達の最も新しい視点で執筆された近未来的な有病者歯科専門書籍であると確信します。このような点からも、臨床現場で歯科チーム医療を構成する歯科衛生士の皆さんの必携、座右の書となることでしょう。

　ぜひ、皆さん、本書を一読し、全人的な患者の診方を養っていただきたいと心から願っております。

　　令和 2 年 1 月

一般社団法人 日本有病者歯科医療学会　前理事長

元日本歯科大学歯学部口腔外科学教室第 1 講座　主任教授

白川 正順

序文

わが国では、大規模な社会構造の変化に直面している現状および将来を見据え、あらゆる分野において対応が迫られています。とりわけ、医療分野においては超少子高齢社会の到来に伴う疾病構造の変化に対し、適切な医療を提供するための具体策が求められており、歯科においても大きな転換期を迎えていることは、ご承知のとおりです。

この社会構造の変化に対し、国（厚生労働省）は、特に医療経済の観点も相まって、「治す医療から治し支える医療へ」、そして「病院中心の医療から多職種連携による地域全体で診ていく医療へ（地域包括ケアシステム）」と、医療の在り方についてパラダイムの変換を求めています。歯科においても、全身に対する口腔の健康の位置づけが明確になるなか、新たに国が提案する「地域包括ケアシステム」において、医療を専門とする多職種と連携した新たな歯科医療供給が求められています。また、厚生労働省は歯科治療の需要の将来予想として、現在の歯の形態の回復を目的とする「健常者型歯科医療」から、超高齢社会の進展化により、治療の難度やリスクが増加する「高齢者型歯科医療」への転換が必要であるとしています。具体的には、加齢による口腔内の変化、全身的な疾患、あるいは自立度の低下等に対する適切な対応と、外来患者のみならず入院患者や在宅患者に対する口腔機能（摂食嚥下）の回復が求められるとしています。

しかしながら、これまでの歯科医療は、医療・介護とは一線を画し、健常者を対象にした外来中心の一診療所完結型の治療体系をとっており、このような人口構造の高齢化に伴う疾病構造の変化に対応可能な歯科医師や歯科衛生士は、現状では充足していないのが現状です。特に、高齢の有病ハイリスク患者への安全で適切な歯科医療が提供可能な、新たな歯科医療体制の構築は喫緊の課題であり、これにわれわれが適切に対応し、国民の負託に応えるための人材育成を図ることはわれわれの責務であると考えます。

一般社団法人日本有病者歯科医療学会（以下、当学会）は、上記の考えを基本に、これまで歯科医師を対象に活動してきましたが、歯科医療において歯科衛生士の果たす役割はきわめて大きく、新たに国が目指す医療システムのなかでさらなる重責を担うことは明確です。そこで当学会では昨年、近未来の歯科を担う歯科衛生士を育成する目的で、「有病者歯科医療学会認定歯科衛生士」制度を導入いたしましたが、その反響は大きく、さらに歯科衛生士が有病者歯科を学ぶ書籍が必要であるという声がわれわれのもとに届いてきたことが、本書の企画につながった次第です。

このような観点から、本書は歯科衛生士の有病者歯科に対する理解を高めること、そして単なる知識の羅列でなく、医学・歯科医学的な根拠を示し、日常の臨床に応用が可能となる構成とし、質の高い内容であると同時に分かりやすさを目指しました。どうか、本書を歯科衛生士の方のみならず歯科衛生士を目指す学生諸子にも活用していただき、明日の歯科界の指針にしていただければ、編集者一同この上ない喜びであります。

終わりになりますが、本書が上梓されるにあたり、執筆に快く協力していただきました先生方に衷心より感謝申し上げますとともに、多大なご協力を賜りました株式会社永末書店様に深謝いたします。

令和2年1月

編集者代表

一般社団法人 日本有病者歯科医療学会

理事長　今井　裕

目次

本書の用語について

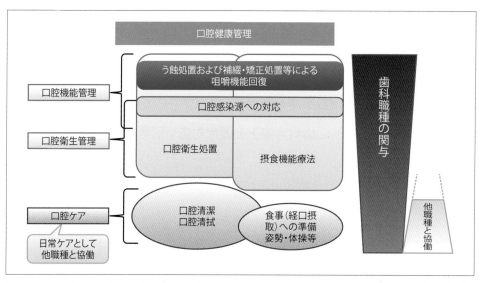

口腔健康管理			
口腔機能管理	口腔衛生管理	口腔ケア	
		口腔清潔等	食事への準備等
項目例		項目例	
う蝕処置 感染根管処置 口腔粘膜炎処置 歯周関連処置* 抜歯 ブリッジや義歯等の処置 ブリッジや義歯等の調整 摂食機能療法 など	バイオフィルム除去 歯間部清掃 口腔内洗浄 舌苔除去 歯石除去等 など	口腔清拭 歯ブラシの保管 義歯の清掃・着脱・保管 歯磨き など	嚥下体操指導 （ごっくん体操など） 唾液腺マッサージ 舌・口唇・頰粘膜 ストレッチ訓練 姿勢調整 食事介助 など

* 歯周関連処置と口腔衛生管理には重複する行為がある

（日歯医師会誌 69（4）：17，2016. より転載）

歯科衛生士必須 有病者歯科学

［編］一般社団法人 日本有病者歯科医療学会

第 1 章

患者の診察

1. バイタルサイン
2. 全身の症候
3. 薬物および放射線治療の口腔内併発症

1 バイタルサイン

1 全身の観察

1 全身の外観

　患者と初めて対面したときの第一印象は重要である。体格、診療台までの歩行や姿勢、会話時の声などから栄養状態や特徴的な疾患を類推することができる。そしてこのような外観は、口腔機能と密接にかかわっていることが多い。高齢者、障害者施設勤務の場合には、より詳細な観察が求められる。

①体型

　肥満の評価には、一般的に内臓脂肪型肥満の有無を評価する腹囲の計測や、身長・体重を尺度とした BMI（body mass index）が用いられる（**表1**）[1]。内臓脂肪型肥満は、メタボリックシンドロームとして知られ、動脈硬化や糖尿病のリスク因子として位置づけられている。

　BMI は下記の計算式によって得られた数値から肥満度を判定する。

$$BMI = 体重（kg）／身長^2（m）$$

　BMI が男女とも 22 のときに、高血圧、脂質異常症、肝障害、耐糖能障害などの有病率が最も低くなるといわれている。25 ≦ BMI ＜ 35 を肥満症、BMI ≦ 35 を高度肥満症と定義され

表1　腹囲計測の基準値

性別	基準値
男性	85cm 未満
女性	90cm 未満

（肥満症診療ガイドライン 2016. 日本肥満学会　を元に作成）

る（肥満症診療ガイドライン 2016）。高度肥満症では睡眠時呼吸障害や心不全、運動器疾患、静脈血栓症などが生じやすい。**標準体重**は、標準ＢＭＩ＝ 22 として次の計算式で求めることができる。

標準体重＝身長^2（m）× 22

BMI による肥満度の評価は一様ではなく、筋肉や脂肪の量、生活習慣などを考えながら評価しなければならない。歯科患者においては、一定期間の体重の急激な増減に対して評価することが重要である。高齢者においては、歯の喪失や義歯の不具合によって食事の摂取量が減少し、体重低下をきたすことがある（オーラルフレイル：口腔の虚弱）。高齢者の筋肉量の減少（サルコペニア：筋肉量減少症）は、肥満よりも生命予後が悪いと考えられている。低栄養の診断に用いられる GLIM criteria（グリム基準）において、アジア人では BMI < 18.5（70 歳未満）、BMI < 20（70 歳以上）を低 BMI（やせ）としている。

②栄養

外見的な体型と栄養状態は必ずしも一致しない。脂肪の蓄積による肥満は、低タンパク質を隠してしまうため、的確な医療面接と診査が必要となる。以下に現在広く使用されている、身体的・臨床的観点からの低栄養の指標を示す。

A. BMI

低栄養状態の一般的栄養スクリーニング指標として国際的に採用されている 18.5 未満では、身体機能の低下、入院回数の増大、入院中合併症や併発症の増大、疾病回復時間の延長などが認められる。

B. 体重減少率

体重の減少が 3 ～ 6 カ月で 5 ％以上である場合は低栄養状態の初期と考えられ、活気の低下、自発的身体活動の低下、易疲労感が認められる。6 カ月で 10 ％以上の減少は、低タンパク質・低エネルギー状態を示す栄養診断基準に採用されている。

C. 主観的包括的アセスメント（subjective global assessment；SGA）

年齢、性別、身長、体重、体重変化、食物摂取状況の変化、消化器症状、ADL（日常生活活動強度）などの医療面接と皮下脂肪、筋肉の状態などの理学的所見との組み合わせで評価する。

D. 簡易栄養状態評価（mini nutritional assessment short form；MNA-SF®）

基本的には 65 歳以上の高齢者を対象とした簡易スクリーニング表。6 項目の質問にふくらはぎ周囲長の測定 1 項目を加えた総合点（14 ポイントで満点）で判定する。

E. 診査による客観的評価

皮膚の状態（褥瘡、浮腫、乾燥の有無）、食欲不振、脱水、摂食嚥下障害、悪心・嘔吐、下痢、便秘などの排泄問題、発熱・感染の有無、口腔の状態（疼痛、口臭、口腔乾燥、義歯の不具合、味覚低下の有無）は、栄養状態と関連する。高齢の低栄養患者では口腔に何らかの異常を有する者の割合が多く、その割合は低栄養が進行するほど多くなる[1]。

③歩行

座席から立ち上がり、通常通りの歩行ができるかを確認する。脳血管疾患によって四肢麻痺がある場合や、小脳の疾患では歩行は困難である。Parkinson 病では前方突進現象があり、障害物のある場所や狭いところではすくみ足や小刻み歩行が生じやすい。

また、認知症高齢者において、臼歯部の咬合関係がない場合には臼歯部の咬合が保たれている高齢者と比較して、1 年間の転倒回数が多いという報告もあり、口腔と歩行との関連も念頭に置いて観察すべきである。

④姿勢

直立や座位で姿勢を保つことができるかを確認する。Parkinson 病では、頭部と体幹が前傾して、腕を屈曲し、上腕と手を回内、膝を屈曲するという特徴的な姿勢をとることが多い（**図1**）。

⑤発語・発声

口蓋裂患者では鼻咽腔閉鎖ができないため鼻に抜けるような声（**開鼻声**）が認められる。誤嚥を繰り返す患者や**反回神経麻痺**では嗄声が認められる。脳血管疾患などで舌の運動機能が障害されると、ろれつが回らず聞き取りにくくなる。明らかな疾患がない場合でも、**フレイル**（全身の虚弱）によって舌圧が低下すると滑舌が悪くなる（**口腔機能低下症**）。

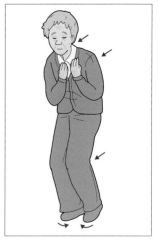

図1　Parkinson 病の姿勢

2 意識状態、精神状態

①意識状態

意識状態の測定には、GCS（glasgow coma scale）、日本では JCS（japan coma scale、3-3-9度方式）が汎用される。GCS は数値が小さいほど、JCS は数値が大きくなるほど重度になる。歯科処置中の急激な意識消失には、直ちに反応の有無を確認し、心肺蘇生（cardiaopulmonary resuscitation；CPR）、AED（automated external defibrillator：自動体外式除細動器）の準備をする必要がある（意識障害については、「第1章2節4「意識障害、失神疾患」p.11 を参照）。

②精神状態

歯科診療における精神疾患で問題となるのは認知症である。認知機能のスクリーニングには**改訂長谷川式簡易知能評価スケール**（HDS-R）や **MMSE**（mini mental state examination）が用いられる。認知症は高齢になるにつれて増加する。通院中の高齢者が予約日や時間を忘れたり、支払いができなくなったりする症状が認められた場合には、**地域包括ケアステーション**に連絡することも歯科の役割である。

3 バイタルサイン

バイタルサインは、バイタル（vital：生命、生きていること）とサイン（sign：徴候、証）とで構成され、「生命徴候」と訳される。私たちはたとえ就眠中であっても、体が温かく息をし、刺激には反応するなどの「生きている証」、すなわちバイタルサインを発信し続けている。バイタルサインとは「生物の生命活動により発生する現象」すべてを指す。なかでも生命活動にとって重要なサインとして、脈拍、血圧、呼吸、体温があげられる。これらをバイタルサインの4本柱としているが、状況に応じて意識状態や尿量を加える必要がある。バイタルサインは全身評価・管理の基本になる指標であり、医療者においては確実に把握できなくてはならない基本項目である。

歯科衛生士がバイタルサインを測定する意義は二つある。一つは、受診ごとに毎回バイタルサインを測定することによって、その患者固有の特徴が把握できることである。脳梗塞患者などで

は血栓予防のために血圧はやや高めにコントロールされていることがあり、その患者にとっての適正な値は必ずしも基準値の範囲内に当てはまるわけではない。

　二つ目は、急変に気づきやすいという点である。日常的な歯科治療が患者に与える肉体的な侵襲（肉体的ストレス）は小さいが、不安や恐怖、緊張などによる精神的な侵襲（精神的ストレス）は決して小さくない。したがって、歯科治療中には血圧や脈拍などのバイタルサインに異常をきたしやすい。脳や心臓などの臓器の予備力が小さい高齢者や有病者にとって、これらのストレッサー（疼痛、不安などストレスを与えるもの）が重篤な疾患を発症させる引き金になることもある。歯科衛生士や歯科医師には施術中のバイタルサインの変化を確実に測定し、素早く対応できる技術と知識が求められる（**表2**）。

表2　バイタルサインの基準値と観察のポイント

脈拍	基準値	・60〜80回／分 ・乳幼児では多くなる　100〜120回／分
	観察のポイント	・60回／分未満は除脈、100回／分以上は頻脈 ・リズムの不整や極端な頻脈、徐脈は不整脈を疑う
血圧	基準値	・正常血圧：120/80mmHg 未満（収縮期、拡張期血圧の両方） 　高血圧：140/90mmHg 以上（収縮期、拡張期血圧の両方または一方）
	観察のポイント	・高血圧治療ガイドラインにより術前のリスクを把握し、 　麻酔・施術中は血圧の変化を観察する
呼吸	基準値	・12〜18回／分 ・小児では多くなる
	観察のポイント	・$SpO_2 \geqq 92\%$（室内空気）：診療中の変化にも注視する ・呼吸の深さ、リズム、腹式呼吸か胸式呼吸かなどを観察する
体温	基準値	・36.5℃± 0.5℃ ・乳幼児では高く、高齢者では低くなる
	観察のポイント	・通常は腋窩温を測定する ・直腸温では高くなる ・低体温≦ 35℃　微熱 =37〜38.4℃　高熱≧ 38.5℃
尿量	基準値	・0.5〜1.0mL/kg/h 以上
	観察のポイント	・入院患者では脱水の有無も含めて尿量のチェックは必要
意識	基準値	・清明；JCS = 0、GCS = 15 かつ見当識障害なし
	観察のポイント	・歯科処置中の意識消失は少なくない、その場合は CPR・AED・酸素の準備

※ SpO_2：経皮的動脈血酸素飽和度
（日本有病者歯科医療学会編：有病者歯科学. 永末書店, 京都, 2018. 日本高血圧学会高血圧治療ガイドライン作成委員会編：高血圧治療ガイドライン 2019. ライフサイエンス出版, 東京, 2019. 宮城征四郎：生命徴候の臨床的意義. 呼吸 28 (10)：1051-1053, 2009. をもとに作成）

①脈拍（pulse；P　脈拍数 pulse rate；PR）

　心臓の拍動を評価する基本的なバイタルサインである。頻脈は、甲状腺機能亢進症や頻脈性不整脈以外にも、運動後や緊張時などにも認められる。迷走神経反射では徐脈になる。

A. 測定法

　通常、測定部位は橈骨動脈であるが、触知できない場合には総頸動脈を触知する、15 秒間測定した数値を 4 倍して 1 分間の脈拍数を求める。最近では、簡単にモニタリングできることから**パルスオキシメーター**（経皮的動脈血酸素飽和度測定器）を利用して持続的に脈拍を測定することも多い。

> **コラム　脈拍と心拍**
>
> 　脈拍と心拍は同じではない。脈拍は測定部位において触知する血管の拍動であり、心拍は実際に心臓が収縮・拡張して血液を送り出す際の拍動を指す。心臓が正常であれば脈拍数と心拍数は同数であるが、不整脈などで1回の拍出量が極端に少ないときには末梢の動脈では触知できず、この場合には脈拍数は心拍数よりも少なくなる。

②血圧（blood pressure；BP）

血圧とは、心臓から拍出された血液が血管壁に及ぼす圧のことであり、以下の式で表される。

血圧（BP）＝心拍出量（CO）×血管抵抗（R）

A. 血圧の上昇

　施術中であれば痛みや緊張を疑う。スケーリングなどの抜歯以外の処置においても、疼痛や緊張によって収縮期血圧が200mmHgを超えることがある。また、問診票で高血圧にチェックのない患者でも容易に血圧が上昇することがあり、自覚症状のない未治療の高血圧患者の存在は常に意識しておく必要がある。

B. 血圧の低下

　処置中の急激な低下は、**血管迷走神経反射、起立性低血圧、アナフィラキシーショック**などを疑う。

C. 測定法

　通常、上腕動脈による聴診法が用いられる。測定部位を心臓と同じ高さにしてマンシェットを上腕に指1～2本が入る程度に巻き、上腕動脈の拍動が触れる部位に聴診器を置く。マンシェットを加圧した後、圧を抜きながら血管音が聞こえ始めたときの圧を収縮期血圧とし、血管音が消失した圧を拡張期血圧とする。

③呼吸（respiration；R　呼吸数 respiratory rate；RR）

呼吸は酸素の摂取と二酸化炭素の排出の役割を担っており、喫煙などによる慢性呼吸不全に陥ると酸素療法が必要となる。口腔、咽頭腔は食物と空気の両方の通路であるため、人間は嚥下時には呼吸を止める。誤嚥すると呼吸困難になる。呼吸機能障害や嚥下障害が疑われる患者の歯科治療や食事中にはパルスオキシメーターの装着が望ましい。

A. 測定法

　鼻、口の呼吸音を聴き、胸部の動きと連動しているかを確認する。

④体温（body temperature；BT）

人間は、外気温に左右されない恒温動物であるため、体温調節機能により一定の体温を持続的に保つことができる。炎症によって上昇する。

A. 測定法

　水銀体温計や電子体温計が用いられる。通常は腋窩で測定するが、口腔や耳、直腸で測定する場合もある。腋窩温＜口腔温＜直腸温。

（足立了平）

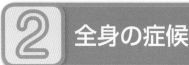

2 全身の症候

1 体重の増減

1 体重減少

　一般に**体格指数 body mass index（BMI）= 体重（kg）／身長^2（m）**が 18.5 以下を**低体重**という。半年以内に 5％以上の体重減少を認めた場合は、何らかの全身疾患が隠されている可能性がある。体重減少はカロリー消費が摂取を上回ることで生じるため、若年者では糖尿病、甲状腺機能亢進症、摂食障害、感染症など、高齢者では悪性腫瘍、消化器疾患、うつ病などが原因となることが多い。医療面接ではいつからどのくらい体重が減ったか、環境の変化があったか、悪心・嘔吐、下痢、便秘などの消化器症状があるか、常用薬の有無と種類などについて確認する。体重減少をきたす原因疾患を**表1**に示す。

　体重減少の進行速度、随伴症状（食欲や食事量の変化、嚥下困難、下痢や嘔吐、発熱や多尿など）の有無、その他病歴や身体所見をとる。現代社会においてはストレスが不眠や食欲不振・体重減少をもたらすため、患者の心理社会的背景も重要である。

2 体重増加

　BMI が 25 以上の場合を肥満と呼ぶ。内分泌疾患や遺伝性疾患で生じることもあるが、原因のほとんどは過食である。歯科治療において注意が必要なのは体重増加そのものではなく体重増加に伴って生じる循環器疾患である（**表1**）。これらの疾患を有する患者では動脈硬化を生じることがあり、血圧や脈拍の急激な増加が起こりやすいため治療時の疼痛コントロールに注意が必要である。

表1　体重増減にかかわる疾患

体重減少を引き起こす疾患	体重増加によって生じる循環器疾患
・摂食障害 ・うつ病 ・消化管悪性腫瘍 ・肝炎、肝硬変 ・糖尿病 ・AIDS ・甲状腺機能亢進症	・高血圧 ・虚血性心疾患 ・脳血管障害 ・心房細動

2 発熱と全身倦怠感

1 発熱

　発熱は異常な体温上昇である。発熱をきたす疾患としては感染症、悪性腫瘍、膠原病、血液疾患、内分泌・代謝疾患などがあり、熱型により原因疾患が推測される。38.3℃以上の発熱が 3 週間以上持続、3 日間の入院検査または 3 回以上の外来での診療でも診断がつかないものを**不明熱**と定義している[1]。

2 全身倦怠感

あらゆる疾患で高頻度にみられる。大きくは身体性（器質的疾患）と心因性（精神性疾患）に分けられる[1]。**慢性疲労症候群**という概念は日常生活に影響を与えるような著しい慢性疲労が6カ月以上持続する原因不明の症候群である。わが国での頻度は欧米に比べて低いとされているが、微熱、咽頭痛、リンパ節腫脹、筋肉痛、頭痛、関節痛など、多彩な症状を示す。

3 ショック

1 ショックの概念と定義

ショックとは急性の循環不全を呈する状態である。主要臓器の血流を維持することが困難となり、細胞の代謝障害や臓器障害を引き起こす。また種々の原因により血圧は低下し、交感神経系の緊張から頻脈、顔面蒼白などの症状を伴い、主要臓器は低酸素状態となる。ショックには早期の診断と対応・治療が必要である。診断・治療の遅れは多臓器不全を惹起し、死に至る可能性が高くなる[2]。

2 ショックの分類

ショックは循環障害の原因によって血行動態と病態が大きく異なり、以下の4つに分類される。
①循環血液量減少性ショック（hypovolemic shock）
②心原性ショック（cardiogenic shock）
③心外閉塞・拘束性ショック（extracardiac obstructive shock）
④血液分布異常性ショック（distributive shock）
　・感染性ショック　　　・アナフィラキシーショック
　・内分泌系ショック　　・神経（原）性ショック
ショックの分類と主要原因。発生機序を**表2**に示す[2]。

表2　ショックの分類、発生機序

	主要原因	発生機序
循環血液量減少性ショック	・出血性ショック：外傷、消化管出血、後腹膜出血 ・体液喪失：脱水、嘔吐、下痢、多尿、熱傷	前負荷の低下
心原性ショック	・心筋性：急性心筋梗塞、心筋炎、拡張型心筋症、薬物 ・機械性：弁膜症（狭窄症、閉鎖不全症）、肥大型心筋症 ・不整脈：徐脈、頻脈	心筋障害 ポンプ障害
心外閉塞・拘束性ショック	・大動脈の直接圧排・閉塞：腫瘤などに起因 ・緊張性気胸（気道内圧の過剰上昇） ・心タンポナーデ、収縮性心膜炎 ・広範肺血栓塞栓症	胸腔内圧増大による心室充満の障害 心筋のコンプライアンス低下による 心室駆出の障害
血液分布異常性ショック	・感染性ショック：敗血症 ・アナフィラキシーショック ・内分泌性ショック：副腎不全、甲状腺クリーゼ ・神経（原）性ショック	前負荷の低下 心筋抑制 体血管抵抗の低下

③ 症状と処置の基本 [3)]

①治療の手順

- ショックの診断
- 基本的な治療（初期治療）
- 鑑別と各ショックに対する治療

②各ショックの基本的な病態

代表的な症状は血圧低下、乏尿、チアノーゼ、四肢冷感、冷汗、意識障害などである。

③治療

ショックの種類と程度により異なるが、基本的な治療法は次の通りである。

A. 共通する初期治療（初期救急）

- 気道確保
- 酸素投与と換気
- 循環管理：静脈路を確保し、点滴（まずは細胞外液輸液）を開始する。
- 薬物療法：心血管作動薬、副腎皮質ステロイド薬などを症状に応じて投与する。

B. 各ショックの治療

ショックの原因により治療方法が異なる。初期治療が一通り終わったらそれぞれのショックに対する的確な治療を行う。

④ 歯科治療時にみられるショック

歯科治療時に多くみられるショックの原因、発症時期、症状などについてまとめた**表3**を示す。

表3 歯科治療時にみられるショックの原因や症状

合併症	原因	発症時期	症状	バイタルサインの変化	処置
血管迷走神経反射	口腔内の痛みを契機に迷走神経が興奮し、急激な徐脈を起こし血圧の低下が起こる	局所麻酔注射針刺入時など	気分不快意識消失	徐脈	安静バイタルチェック
アナフィラキシーショック	アレルゲンが血液中に入り抗原抗体反応の結果、顆粒球からヒスタミンが遊離、全身に血管拡張が起こり血圧が低下する	薬剤投与直後から数時間後	皮膚症状（紅斑、膨疹）	血圧低下頻脈	アドレナリン投与

（吉田和市編：歯科麻酔・生体管理学．第2版, 221-227, 学建書院, 東京, 2016. より引用改変）

①血管迷走神経反射

A. 成因、発症機序、症状

歯科治療中に最も多くみられる全身偶発症である。歯科治療により不安、緊張が強くなると交感神経の緊張状態を呈し、一過性の血圧上昇が起こる。この血圧上昇に対し、圧受容体反射として副交感神経の緊張状態が起こる。さらに注射針の刺入や歯科治療の痛み刺激が加わると三叉－迷走神経反射が起こり、副交感神経の緊張状態がさらに高まる。通常はこのような状態から自律神経系のバランスが取れた状態へ回復するが、体調不良や極度の恐怖心が重なると副交感神経が

過緊張となり、末梢血管の拡張、血圧低下、徐脈など血管迷走神経反射の症状を呈してくる。

B. 処置

　まずは患者を水平仰臥位とする。意識、血圧、脈拍、呼吸を監視しながら、深呼吸・酸素吸入を行う。徐脈、低血圧が持続する場合は静脈確保を行い、アトロピン硫酸塩水和物、昇圧薬の投与を行う。

C. 予防的配慮

　・患者との十分な信頼関係を構築する。
　・不安、緊張、精神的ストレスを取り除く。
　・精神鎮静法の併用を考慮する。
　・局所麻酔時の痛みに配慮する。
　・局所麻酔を確実に奏効させる。

②局所麻酔薬アレルギー（アナフィラキシーショック）

A. 成因、発症機序、症状

　薬剤によるアナフィラキシーショックは即時型（Ⅰ型）である。紅斑を伴う皮膚症状が出現すると同時に血圧が低下する。また、気管支平滑筋収縮、毛細血管透過性亢進などの反応が起こると気管支痙攣、咽頭浮腫を引き起こして呼吸困難、ついで意識消失を引き起こす。これらの症状の発症までの時間は数分で起こることもあれば、数時間かかることもあるため、症状の変化を早期に察知することが大事である。

B. 処置

　重篤化する前に呼吸管理と循環維持に対して適切な治療を行うことが大切である。アドレナリンが特効薬であり、静脈路が確保されていれば静脈内投与、そうでない場合は筋注する。成人では 0.3mg、小児では 0.15mg を投与する。アナフィラキシーの既往がある患者は患者自身が投与できる薬剤（エピペン®）を持参していることがある。歯科医院でもこの薬剤を用意している場合は、症状を判断して同薬剤を歯科医師が投与することもある（**図1**）。そのほか、副腎皮質ステロイド薬、抗ヒスタミン薬（H₁、H₂ ブロッカー）を投与する。呼吸器症状が重篤な場合は気管挿管を行う。場合によっては気管切開で気道確保をすることもある。

C. 予防的配慮

　アレルギーに関する既往歴を医療面接で十分確認する。

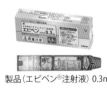
製品（エピペン®注射液）0.3mg

製品（エピペン®注射液）0.15mg

携帯用ケース

練習用エピペントレーナー

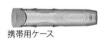
携帯用ケース

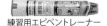
練習用エピペントレーナー

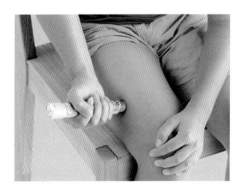

図1　エピペン®、本体と使用方法について
（エピペンサイト．エピペンの使用方法について〈https://www.epipen.jp/teacher/index.html〉より引用）

⑤ 歯科診療室でのショック発症時における初期対応

　歯科治療時において遭遇するショックとしては**血管迷走神経反射**が多い。治療時または前後に患者の気分不快や顔面蒼白などの症状が見られた場合は、すみやかに血圧、脈拍数、ならびにSpO_2 の測定を行いモニタリング、場合により酸素投与を最優先に行う。モニタリングを続け患者の状態が改善しない場合は、さらに高度医療機関へ応援を要請する。

4 ｜ 意識障害・失神疾患

① 意識障害

　意識障害とは、意識の清明度（覚醒度）の低下、またはその内容（思考、判断、記憶などの能力）が障害された状態をいう。脳に一次的な原因を有する場合と、脳以外に原因があり二次的に脳機能が障害される場合とがある[4]。意識障害は、時間的経過により急性と慢性に分けられる[4,5]。

　また、その障害の程度は、**Japan Coma Scale（JCS）** や **Glasgow Coma Scale（GCS）** を用いて評価を行う[6,7]（**表4**）。意識障害の原因疾患は以下にあげるようなものがある[4-6]。

- **頭部外傷**
- **脳血管障害**：片麻痺や失語症、視野障害などの症状や、脳ヘルニア症状を有することが多い。
- **ショック**：感染性ショック、神経（原）性ショックによる。
- **中毒**：向精神薬による。
- **感染症**：髄膜炎や脳炎による。
- **脳症**：高血圧性脳症は、自動調節能が破綻することで頭蓋内圧が亢進して惹起される。
- **飲酒**：意識障害に加えて低体温や血圧低下をきたす場合があり、注意が必要である。
- **糖尿病性昏睡**：高血糖による糖尿病性ケトアシドーシスと高浸透圧性非ケトン性昏睡、低血糖に分けられる。
- **呼吸障害、呼吸不全**：低酸素血症、高CO_2血症、低CO_2血症（過換気症候群）がある。
- **精神疾患**：統合失調症における拘禁状態、心因反応、せん妄を伴う。

表4 Japan Coma Scale および Glasgow Coma Scale による意識レベル分類法

Japan Coma Scale（JCS）	Glasgow Coma Scale（GCS）
Ⅰ. 刺激しなくても覚醒している	開眼機能（Eye Opening）「E」
0：意識清明 1：見当識は保たれているが意識清明ではない 2：見当識障害がある 3：自分の名前、生年月日が言えない	4点：自発的に，または普通の呼びかけで開眼 3点：強く呼びかけると開眼 2点：痛み刺激で開眼 1点：痛み刺激でも開眼しない
Ⅱ. 刺激に応じて一時的に覚醒する	言語機能（Verbal response）「V」
10：普通の呼びかけで開眼する 20：大声で呼びかけたり，強く揺するなどで開眼する 30：痛み刺激を加えつつ、呼びかけを続けるとかろうじて開眼する	5点：見当識が保たれている 4点：会話は成立するが見当識が混乱 3点：発語はみられるが会話は成立しない 2点：意味のない発生 1点：発語みられず
Ⅲ. 刺激しても覚醒しない	運動機能（Motor response）「M」
100：痛みに対して払いのけるなどの動作をする 200：痛み刺激で手足を動かしたり顔をしかめる 300：痛み刺激に対し全く反応しない	6点：命令に従って四肢を動かす 5点：痛み刺激に対して手を払いのける 4点：指の痛み刺激に対して四肢を引っ込める 3点：痛み刺激に対して緩徐な屈曲運動 2点：痛み刺激に対して緩徐な進展運動 1点：運動みられず

② 失神疾患

　失神とは、全身の脱力を伴う一過性の意識障害であり、数分後には自然に神経学的欠落症状を残さずに完全に元の状態へ戻るものと定義される[5]。失神の原因となる主要な疾患を以下にあげる[5]。血管迷走神経反射が最も多い。

①心血管性失神

　急性心筋梗塞、狭心症、大血管疾患（急性大動脈解離など）、肺循環障害、不整脈など。

②血管迷走神経反射などの神経調節性疾患

- 血管迷走神経反射：痛み、怒り、驚愕、長時間起立などが誘因となる。
- 状況失神：排便、排尿、咳などが誘因となる。
- 頸動脈洞過敏症：高齢男性、髭剃り、首の伸展などが誘因となる。
- 自律神経失調症：Parkinson 病、多発性硬化症などが誘因となる。

③起立性失神

④その他

　薬剤性：降圧薬、睡眠薬、抗精神薬、抗不整脈薬、抗うつ薬など。

5 ｜ 脱水、浮腫

　生命維持に必要な細胞内化学反応を円滑に機能させるために、生体は体液量、電解質濃度、酸塩基平衡を一定の範囲内に調節維持している。体液調節には腎臓が最も重要な臓器であり、この調節系には循環、各種ホルモン活性、血管内・外液量とその性状、尿量とその性状など、多数の因子が関与している[5]。

　健常者では、摂取量と同量の水分を尿、便および不感蒸泄として排泄し、体液量を一定の範囲

内に維持している。不感蒸泄は、呼気や汗による水分喪失であり、健康成人は1日約15mL/kgである。尿量は1日800〜1,500mLであり、体液調節に最も大きな役割を果たしている[5]。

1 脱水

脱水とは，臨床的に体液量、すなわち**細胞外液量**が減少した状態で、体液の主要成分である水と電解質（主にNa）の喪失をきたした状態である。脱水は以下の3つに分類される。

①等張性脱水（混合性脱水）

水分と電解質が、正常体液組成と同じ割合で失われた状態。

②高張性脱水（水分欠乏性脱水）

水分が電解質よりも多く失われた状態。

③低張性脱水（Na欠乏性脱水）

電解質が水分より多く失われた状態。

2 浮腫

浮腫は、組織間隙に細胞外液が異常に増加した状態で、肉眼的に体表面から腫脹して見える状態である。浮腫は以下の2つに大別される[4,7]。

①全身性浮腫

うっ血性心不全による心性浮腫、腎不全による腎性浮腫、肝硬変による肝性浮腫、栄養障害による浮腫、起立性浮腫などがある。

②局所性浮腫

局所の炎症あるいは静脈やリンパ管のうっ滞などが原因となり、毛細血管領域での濾過、吸収、リンパ管排泄などのバランスが崩れて生じる。炎症性浮腫の場合は、その部位に発赤や疼痛、熱感を伴う。皮膚や粘膜に突然生じ、通常1〜3日以内に消失することを特徴とするものを**血管神経性浮腫**（Quincke浮腫）という[7]。

6 痙攣

1 痙攣

痙攣は全身的あるいは部分的に生じる、急激な筋肉の不随意収縮によって起こる発作である。痙攣のパターンはさまざまであるが、強直性痙攣と間代性痙攣が代表的である。ほとんどは一過性で数分以内に治まり、呼吸抑制は伴わない。痙攣により生命が脅かされる事態になることは少ないが、意識障害を伴うことが多く、転倒・転落による外傷の原因となりうる。痙攣が持続すると呼吸抑制と骨格筋の酸素消費が増大し、**低酸素脳症**をきたす。脳細胞の過度の興奮が持続すると脳血流量と脳代謝が増加し、脳圧亢進、脳浮腫による不可逆的な脳障害をきたす。

①強直性痙攣

主に伸筋が激しく持続性に強縮状態となり筋が硬直した状態である。

②間代性痙攣

拮抗筋の収縮が交互に生じる、すなわち筋の収縮と弛緩が相次いで反復し、全体として連続的な筋肉の痙攣が生じた状態である。

2 原因

大脳の神経細胞に起こる異常な電気的興奮が原因となる。これはてんかん、発熱、過換気症候群、低酸素脳症、感染症、電解質異常、低血糖、薬物中毒（局所麻酔薬・テオフィリン）、頭蓋内病変（腫瘍・外傷）などにより誘発される。

7 めまい

1 めまい

めまいは一過性のものから持続性のものまでさまざまであり、自然発生する自発性めまい、頭を動かしたときに生じる**頭位性めまい**、起立時や歩行時に発生する**動作性めまい**に分類される。また、症候により以下のように分類される。

①回転性めまい

回転や一定方向への運動感を伴う。

②浮動性めまい

動揺や浮遊感を伴う。

③立ちくらみ

眼前暗黒感や沈降感を伴う。

2 原因

めまいの原因は末梢性前庭障害、中枢性前庭障害、循環器障害に大別される [8]。

①末梢性前庭障害

高頻度に発生する良性発作性頭位めまいは、耳石が三半規管に侵入し一過性の回転性めまいが出現する。**メニエール病**は内耳を満たす内リンパ液が過剰となり生じ、数十分から数時間持続する回転性めまいで、耳鳴りと難聴を伴う。

②中枢性前庭障害

脳幹や小脳の脳卒中では、頭痛や四肢麻痺や言語障害を伴うめまいが発症する。小脳の障害では、回転性めまいに運動麻痺を伴わない歩行障害が出現する。

③循環器障害

起立性低血圧は、糖尿病性末梢神経障害、交感神経切除、長期臥床、降圧薬の有害反応により生じる立ちくらみであり、数分間持続する。

（金子忠良）

8 咳、喀痰、喘鳴

1 咳

①咳の発生機序と分類

咳（咳嗽）は、咽頭や喉頭、気管、気管支に埃、ウイルス、食べ物などの外部からの異物の侵入に対して肺や気管を守るための防御反応である。気道粘膜のほか、咽頭、喉頭、胸膜、縦隔、心膜などに存在する咳の受容体に、異物による物理的刺激や化学的刺激、温度変化、炎症によって咳中枢に伝えられ咳が生じる。発生原因は気管や気管支などの下気道由来が最も多いが、咽頭、喉頭、鼻などの上気道のほかにも胸膜刺激も一因となる。また、後鼻漏も咳の原因として多い。薬剤性ではACE（アンジオテンシン変換酵素）阻害薬で誘発されることがある。咳の続く期間、痰などの随伴症状の有無、咳の出る時間帯を知ることによってさまざまな疾患の指標となる。特に、咳がどの時間帯に出るかは、原因の特定に有用である。

咳の持続期間としては、3週間以内の急性咳嗽、3週間以上8週間未満を遷延性咳嗽、8週間以上続く慢性咳嗽があり、痰を伴うものを湿性咳嗽、伴わないものを乾性咳嗽という。

②咳の疾患と検査

咳は風邪、気管支喘息、間質性肺炎や慢性閉塞性肺疾患（COPD）、結核などの呼吸器系疾患のほかに、逆流性食道炎などの食道疾患、心不全、アレルギー、喫煙、薬剤性、心因性がありさまざまな疾患の指標となりうる（**表5**）。

表5　急性咳嗽の疾患

1. 胸部エックス線で異常を認める疾患
1）心臓血管系疾患：肺血栓塞栓症、うっ血性心不全 　2）感染症：肺炎、胸膜炎、肺結核 　3）悪性腫瘍：原発性・転移性肺腫瘍 　4）免疫アレルギー的機序：間質性肺疾患 　5）気胸
2. 胸部エックス線で異常を認めない場合のある感染性疾患
普通感冒、急性気管支炎、マイコプラズマ肺炎、百日咳、インフルエンザウイルス感染症、急性副鼻腔炎、慢性気道疾患の急性増悪　など
3. 遷延性・慢性咳嗽の初発期
気管支喘息、咳喘息、アトピー咳嗽、副鼻腔炎、胃食道逆流、ACE阻害薬
4. まれな疾患
誤嚥、気道内異物

（日本呼吸器学会編：咳嗽に関するガイドライン. 9, 日本呼吸器学会, 2005. より引用改変）

咳が主症状の場合、胸部エックス線診と聴診を行い、急性咳嗽では肺癌や肺塞栓症などの重篤な疾患を除外することから始める。咳の期間が長くなるにつれて感染症の原因が低下し、アレルギーなどの非感染性の原因が増加する。

② 喀痰

①喀痰の発生機序と分類

喀痰は咳とともに呼吸器疾患の症状として頻度の高いものであり、病因に関する多くの情報が得られるため、呼吸器疾患の診断・治療のうえで重要である。

気道の粘膜には繊毛があり、細胞から出てくる気道分泌液で表面が覆われ気道の粘膜を保護している。気道分泌液には、分泌型 IgA、リゾチーム、ラクトフェリンなどの抗菌作用のある物質が含まれており、細菌の付着や増殖抑制にも働き、気道内分泌物は生体防御のうえで重要な役割を果たしている。細菌やウイルスによる感染が生じると気道分泌物が増加し、死滅した細菌やウイルスを含んだ粘性の強い分泌物になり、これを喀痰（痰）と呼ぶ。喀痰の増加は気道感染の助長や換気障害につながる。漿液性や粘液性は正常でも産生され、通常はそのまま嚥下されている。細菌やウイルス感染によって白血球などの炎症性細胞を含んだ、粘性があり着色したものになると、咳とともに排出されるようになっている。

②喀痰の疾患と検査

喀痰は肉眼的に分類されており、性状や色調により疾患を鑑別している。その性状から漿液性痰、粘液性痰、膿性痰に分類される。気道からの出血が混ざったものを血痰という。粘液性痰の増加は気道粘膜の炎症によることが多く、膿性痰は細菌感染によるところが多い。痰が無色であれば、ウイルス性や喫煙、食物の侵入などを考え、有色膿性痰であれば細菌感染を考える。喀痰はその性状（色、濃度、血の有無など）と量を確認することが重要で、グラム染色や細胞診により評価される。また、その他の臨床症状（発熱、胸痛、呼吸困難など）をあわせて疾患を特定していく。通常、痰は咳とともに気管から排出されるが、咳反射はサブスタンス P が放出されることによって生じるため、加齢によるサブスタンス P の減少により高齢者では咳によって排出することが困難となる。

③ 喘鳴

①喘鳴の発生機序と分類

呼吸音は、気道が何らかの原因によって部分的に狭窄することによって、気道狭窄部位を中心とした気道壁の振動によって発生する。気管の狭窄により生じるヒューヒューといったような音を喘鳴という。吸気性喘鳴では鼻から上気道までの圧迫や狭窄を疑う。呼気性喘鳴では下気道の圧迫や狭窄を疑う。

喘鳴の原因として喘息のほかに喉頭や気管支の狭窄、浮腫、腫瘍、軟化、気管支や気管壁に分泌物、痰、膿などの存在、気管の攣縮や腫脹による狭小化や声帯麻痺、気管支炎、肺気腫などでも生じる。喘鳴は気管支喘息や COPD などの診断に重要な臨床症状である。

②喘鳴の疾患と検査

喘鳴は気道の狭窄部位で発生するため、鑑別診断を行ううえではどこが狭窄しているかを見つけることが大切である（**表6**）。

表6 喘鳴の原因と疾患

喘鳴	原因	疾患
呼気性喘鳴	気管支攣縮	気管支喘息、過敏性肺炎、急性肺血栓塞栓症など
	気道内分泌液	慢性気管支炎、気管支拡張症、肺炎など
吸気性喘鳴	気道粘膜浮腫	喉頭浮腫、急性気管支炎、気管支喘息、Churg-Strauss症候群、刺激物質（タバコ、粉塵など）吸入、急性左心不全、肺水腫など
	解剖学的狭小化	腫瘍、鼻アデノイド、気道異物、気管支結核、圧排性気道狭窄など
	気道壁の脆弱化	声帯麻痺、気管軟化症、気管支拡張症など
	肺弾性収縮力の低下	肺気腫
	その他	声帯の随意的収縮

（樫山鉄矢編：呼吸器内科必修マニュアル. 佐藤 匡, 50, 羊土社, 東京, 2005. より改変して転載）

（野本たかと）

9 チアノーゼ、胸痛、呼吸困難（息切れ）

1 チアノーゼ

　血液中の酸素量の低下によって皮膚、粘膜などが暗紫色に変化した状態。口唇、爪床（爪の下の皮膚）などに現れやすい。血液中の**還元ヘモグロビン**（酸素を結合していないヘモグロビン）が5 g/dL以上でみられる。

　貧血患者では、血液中のヘモグロビン濃度が低くなっているため還元ヘモグロビンが5 g/dL以上になりにくく、チアノーゼは発生しにくい。一方、ヘモグロビン濃度が高くなっている多血症患者では、チアノーゼを発生しやすくなる。

　チアノーゼは、中枢性チアノーゼと末梢性チアノーゼに分けられる。

　中枢性チアノーゼは、血液が心臓から全身へ送り出される段階で、すでに血液中の還元ヘモグロビンが増大しているときにみられる。血液酸素化が十分に行われないタイプの先天性心奇形、肺炎、ヘモグロビンが酸素と結合できない状態（例：メトヘモグロビン血症）、不適切な人工呼吸などによる低酸素血症のときに、全身の皮膚、粘膜にみられる。

　末梢性チアノーゼは、血液が心臓から全身へ送り出される段階では、血液中の還元ヘモグロビンは増大していないが、循環不全によって末梢血管の血流速度が低下した状態でヘモグロビンから組織への酸素放出が進み、結果として末梢血液中の還元ヘモグロビンが増加するためにみられる。心拍出量の低下、寒冷による末梢血管収縮が起こっているときに、口唇、爪床、鼻先などにみられる。

2 胸痛

　胸痛は、**表7**に示すようなさまざまな疾患で生じる。

　胸痛の原因を鑑別するためには、以下のような症状や事項を確認する。

　①**種類**：刺すような痛み、鈍い痛み、電撃痛、締め付けるような痛み

　②**部位**：前胸部、背部、左胸部から左肩・左腕・頸部・腹部などへの放散

③**持続時間**：瞬間的、数分、数十分

④**随伴する症状**：呼吸困難、発熱、冷汗、悪心・嘔吐

⑤**痛みを生じる状況**：労作時、安静時、体位変換時、食事、入浴時

⑥**既往歴**：表8に示す疾患の既往

表7　胸痛を生じる疾患と特徴

	疾患	特徴
心臓や大血管の疾患	急性心筋梗塞	胸痛が20分以上持続、前胸部から胸骨下、左上腕、頸部などへの放散痛
	狭心症	前胸部に締めつけられる感じや圧迫感のある胸痛、数分から20分程度で痛みは消失、労作時だけでなく安静時に生じることもある
	大動脈解離	突然の前胸部や背部の裂けるような激しい痛み、解離が進むと腹痛や腰痛も生じる
肺や胸膜の疾患	気胸	突然の胸痛、呼吸困難、咳
	肺血栓塞栓症	突然の胸痛、呼吸困難、頻呼吸
	胸膜炎	深呼吸や咳で増悪する胸痛
神経・筋・骨の疾患	帯状疱疹	肋間神経の走行に痛み、痛みの出現から数日して疱疹の出現
	肋骨骨折	骨折部位に一致した痛み、呼吸運動による痛みの増強
消化器の疾患	逆流性食道炎	胸が締め付けられるような痛み、胸やけ
	腹部臓器の疾患	胆嚢疾患、急性膵炎などで胸部に痛みのあることがある
心因性の疾患	過換気症候群	腹痛を伴うこともある。過呼吸、四肢のしびれ、「助産師の手」といわれる症状がみられる
	心臓神経症	精神的なストレスから生じる。動悸、息切れ、呼吸困難などを伴う

③ 呼吸困難（息切れ）

　呼吸困難（息切れ）は、主観的な呼吸の苦しさを表す自覚症状である。呼吸困難は、呼吸器の疾患だけでなく、心臓や大血管の疾患、肺や胸膜の疾患、神経・筋の疾患、代謝性の疾患、心因性の疾患などさまざまな疾患が原因で生じる（表8）。

　呼吸困難の原因を鑑別するためには、以下のような症状や事項を確認する。

①**発症様式**：慢性、急性、進行性、発作性、反復性

②**随伴する症状**：喘鳴、下肢の浮腫、頸静脈の怒張、ばち状指、四肢の筋力低下、発熱、咳、喀痰

③**体位による変化**：起座呼吸（仰臥位では呼吸困難が増強するため座位で呼吸する）

　片側臥位呼吸（片側の側臥位で呼吸困難があるが反対側ではないもの）

④**重症度**：Hugh-Jones 分類（表9）による重症度判定

⑤**既往歴**：表8に示す疾患の既往

表8　呼吸困難を生じる主な疾患

呼吸器の疾患	COPD、気管支喘息、肺炎、胸膜炎 肺水腫、間質性肺炎、肺線維症、気胸、塵肺、気管支拡張症
循環器の疾患	心不全、肺高血圧症、肺血栓塞栓症、急性冠症候群、狭心症
神経・筋の疾患	重症筋無力症、進行性筋ジストロフィー、筋萎縮性側索硬化症
代謝性の疾患	糖尿病性ケトアシドーシス、尿毒症性アシドーシス、甲状腺機能亢進症
心因性の疾患	過換気症候群、心身症
その他	上気道閉塞（舌根沈下、喉頭浮腫など）、気道異物

表9 Hugh-Jones 分類

1度	同年齢の健康人と同様に仕事ができ、歩行、坂、階段の昇降も健康人並みにできる
2度	平地では同年齢の健康人と同様に歩行できるが、坂・階段では健康人並みには昇れない
3度	平地でも健康人並みに歩けないが、自分のペースでなら1マイル（1.6km）以上歩ける
4度	休み休みでないと50ヤード（46m）も歩けない
5度	話したり、衣服を脱いだりしても息切れする、息切れのため外出できない

（河原　博）

10 | 血圧変動（高血圧、低血圧）

1 血圧の生理

　血圧は**心拍出量**と**全末梢血管抵抗**によって規定される。心拍出量の増加、全末梢血管抵抗の増大で血圧は上昇し、心拍出量増の減少、全末梢血管抵抗の減少により血圧は下降する。心拍出量は**1回拍出量×心拍数**により規定される。1回拍出量は主に循環血液量、心筋収縮力に影響を受ける。

　全末梢血管抵抗は細動脈の収縮状態に影響され、細動脈の平滑筋が収縮すると増大し弛緩すると減少する。動脈硬化になると細動脈の内径が細くなり末梢血管抵抗は増大する。細動脈の平滑筋が弛緩すれば末梢血管抵抗は低下する。血管の弾性、血液の粘性も血圧に影響し、大動脈壁の弾性が低下すれば、血圧は上昇する。また血液の粘性が上がると血流抵抗が大きくなり血圧は上昇する。

　血圧は**神経性調整**と**体液調整**により調整されている。神経性調整は**圧受容体反射**（頸動脈洞と大動脈弓の圧受容体）と**ベインブリッジ反射**（心房内の伸展受容器）がセンサーとなっている。体液性調整は**交感神経－副腎髄質系**（アドレナリンとノルアドレナリンの分泌）と**レニン・アンジオテンシン系**（腎動脈圧の低下によるレニン・アンジオテンシン産生により血圧上昇する）により調整される。

2 血圧の基礎医学

　収縮期血圧120mmHg未満かつ、拡張期血圧80mmHg未満を正常血圧としている。高血圧にはWHO等により国際的な基準があり、収縮期血圧≧140mmHgかつ／または拡張期血圧≧90mmHgを高血圧としている。一方、低血圧には明確な基準がないが、一般的には収縮期血圧90～100mmHg以下の場合を低血圧としている。

3 高血圧（hypertension）

　高血圧は血圧値によりⅠ度、Ⅱ度、Ⅲ度に分類されている。

- **Ⅰ度高血圧**　収縮期血圧 140 ～ 159mmHg かつ／または拡張期血圧が 90 ～ 99mmHg
- **Ⅱ度高血圧**　収縮期血圧 160 ～ 179mmHg かつ／または拡張期血圧が 100 ～ 109mmHg
- **Ⅲ度高血圧**　収縮期血圧 180mmHg 以上かつ／または拡張期血圧が 110mmHg 以上

①高血圧の原因

A. 本態性高血圧（essential hypertension）

　原因がわかっていない高血圧を本態性高血圧といい、高血圧の約 90％を占める。本態性高血圧の成因は食塩の過剰摂取、肥満、運動不足、ストレスなどの環境因子、遺伝因子があげられている。

B. 二次性高血圧（secondary hypertension）

　原因が特定できる高血圧を二次性高血圧といい、高血圧の約 10％を占める。別の病気や薬の有害反応から引き起こされる（**表 10**）。

表 10　二次性高血圧の分類と原因疾患

分類	原因疾患
腎性高血圧	腎実質性高血圧、腎炎、腎盂腎炎、腎血管性高血圧など
内分泌性高血圧	原発性アルドステロン症、Cushing 症候群、甲状腺機能異常、褐色細胞腫など
血管異常による高血圧	大動脈狭窄症、高安病など
脳神経系の異常による高血圧	脳腫瘍、脳外傷など
薬剤性高血圧	消炎鎮痛薬、エストロゲン製剤、副腎皮質ステロイド薬、甘草など

②高血圧の臨床症状

　高血圧症の多くは、慢性経過をたどる。初期には自覚症状はないが、頭痛、頭重感、肩こり、めまい、耳鳴りなどの症状が出る。また高血圧が進むと頻脈、呼吸困難、胸痛、浮腫、夜間尿、下肢の疼痛、麻痺感などの症状が出現する。高血圧が持続すると、脳出血、脳梗塞、高血圧性脳症などの脳血管障害や、高血圧性心肥大、狭心症、急性心筋梗塞などの心疾患、高血圧性腎硬化症などの腎疾患を引き起こす（第 3 章 1 節 1 「循環器疾患」 ❷ 高血圧症 p.68 を参照）。

④ 低血圧（hypotension）

　低血圧には明確な基準はなく、一般的には収縮期血圧 90 ～ 100mmHg 以下の場合を指す。

①慢性持続性低血圧（continuous hypotension）

A. 本態性低血圧

　本態性低血圧は低血圧を引き起こす明らかな原因がない低血圧である。**自律神経失調**により**副交感神経優位**の状態が持続し、血管反応性の低下により低血圧が起きると考えられている。体質や遺伝も原因と考えられている。本態性低血圧は、脳、心臓、腎臓などに障害を起こすことはないが、倦怠感や疲れやすさといった全身症状から、めまい・立ちくらみ・不安感・頭痛などの精神・神経症状が発現する。

B. 症候性低血圧

　症候性低血圧は、原因となる疾患により起きた低血圧で、心拍出量の低下、ホルモン異常、

甲状腺機能低下症による交感神経刺激の低下、副腎機能の低下により発症する。下垂体前葉機能低下症による全身無気力状態でも血圧は低下する。そのほか、悪性腫瘍、胃・十二指腸潰瘍などによる栄養障害、心臓病や結核などでの寝たきり状態でも血圧は低下する。

②起立性低血圧（orthostatic hypotension）

起立時の収縮期血圧が 20mmHg 以上低下した場合に起立性低血圧と診断され、起立性低血圧は急な起立、長時間の起立時に、立ちくらみ、めまいなどを訴える。

起立時の血液は重力の影響で上半身から減少し下半身に増加する傾向があるが、健康な人では自律神経の作用で下半身の血管を収縮させ、血液量を調節している。しかしこの血液循環調節機構に障害が生じると、血圧が低下する。

A. 症候性起立性低血圧症

症候性起立性低血圧症は糖尿病性神経症などによる自律神経障害、脊髄癆、Parkinson 病などの神経疾患、心疾患、ホルモン分泌異常など原因が特定できる起立性低血圧症である（交感神経遮断薬、精神安定薬などによる薬剤性低血圧もこれに含める）。

B. 特発性起立性低血圧

特発性起立性低血圧は原因不明の起立性低血圧で、めまい、立ちくらみ、吐き気などを起こし、ときに失神することもある。通常は症状も一時的で、仰臥位、側臥位などの体位をとることで血圧は回復する。

③急性低血圧（ショック症候群）（acute hypotension〈hemorrhagic shock〉）

急性低血圧は、急性心筋梗塞、大量出血、重症感染症、薬剤性ショックなどが原因で急激に血圧が低下した状態である。この場合は、救命処置が必要となる。

（岩成進吉）

11 | 不整脈（期外収縮、徐脈、頻脈）

1 心臓の機能

　心臓は収縮と拡張を繰り返し、血液を全身に送り出すポンプの役割をもつ器官である。心臓には左右の心房・心室があり、ヒトではそれぞれが心房中隔、心室中隔で区切られている。また、心臓には血液の逆流を防ぐ4つの弁がある。

　①右心房と右心室間の三尖弁、②右心室と肺動脈間の肺動脈弁、③左心房と左心室間の僧帽弁、④左心室と大動脈間の大動脈弁である。

　以下に血液の大まかな走路を示す（**図2**）。

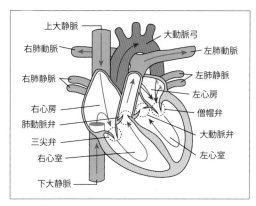

図2　心臓の解剖と血流

　　大静脈（上大静脈、下大静脈）→右心房→

　　三尖弁→右心室→肺動脈弁→肺動脈→

　　肺→肺静脈→左心房→僧帽弁→左心室→大動脈弁→大動脈から全身

①心拍の調整

　心臓は交感神経、副交感神経から支配を受けているが、心臓の活動自体は自律的に行われる。心臓の拍動は、心臓内の特殊な筋肉である**刺激伝導系**によってコントロールされている。リズムは**洞房結節**でつくられ、その興奮は刺激伝導系によって周辺へと伝わり、心臓全体を同じリズムで拍動させている（**図3**）。洞結節における電気的興奮の発生頻度は60〜100回/分である。

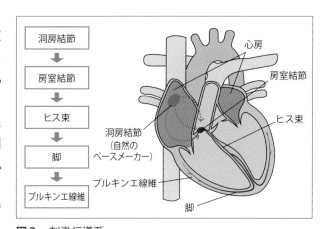

洞房結節 → 房室結節 → ヒス束 → 脚 → プルキンエ線維

図3　刺激伝導系

2　不整脈（期外収縮、徐脈、頻脈）

①不整脈の病態

　不整脈とは、心臓拍動のリズムが不規則であったり、頻度が高かったり、少なかったりする状態である。不整脈は刺激伝導系の経路や発生の異常によって起こる。

②不整脈の種類

　不整脈の分類は第3章1節1「循環器疾患」❺不整脈（p.72）の項を参照。

　期外収縮は、心臓の刺激伝導系において、刺激の生じる箇所以外から早めに刺激が出る現象で、この刺激が出る場所により**心房性期外収縮、心室性期外収縮**に分けられる。徐脈は心拍数が60回/分未満の状態で、刺激伝導系において、刺激が発生しない、あるいは刺激が途中で停止して生じる。主な疾患は**洞不全症候群、房室ブロック**がある。頻脈は、心拍数が100回/分以上の状態で、刺激伝導系において、刺激が異常に早く起きるか、異常な経路の刺激伝導により生じる。主な疾患は**心房細動、発作性上室性頻拍、心室頻拍、心室細動、WPW症候群**がある。

③不整脈を起こす原因

　不整脈を引き起こす原因は基礎疾患と関連しているが、健常者でも何かの誘因によって引き起こされる。

　不整脈の原因疾患、誘発因子を**表11**に示す。

表11　不整脈の原因疾患と誘発因子

	不整脈の種類	誘因、原因
基礎疾患患者にみられる不整脈	洞頻脈、洞徐脈	原因となる基礎疾患 ・高血圧 ・虚血性心疾患 ・心臓弁膜症 ・心筋症 ・心不全 ・急性心筋梗塞 ・甲状腺疾患 ・WPW症候群 ・その他
	洞不全症候群	
	上室性期外収縮	
	発作性上室性頻拍	
	心房細動	
	心室性期外収縮（多発性、多源性ほか）	
	心室頻拍	
	心室細動	
	房室ブロック	
	右脚ブロック	
	左脚ブロック	
健常者にもみられる不整脈	洞頻脈、洞徐脈、洞性不整脈	健常者における誘発因子 ・精神的ストレス ・疼痛刺激 ・疲労 ・睡眠不足 ・高齢 ・スポーツ ・喫煙 ・飲酒 ・副交感神経緊張 ・その他
	上室性期外収縮（散発性）	
	発作性上室性頻拍	
	発作性心房細動	
	心室性期外収縮（散発性）	
	洞房ブロック	
	房室ブロック（1度）	
	右脚ブロック	

（岩成進吉）

12 悪心、嘔吐、下痢

1 悪心（おしん）、嘔吐（おうと）

　嘔吐とは、胃あるいは腸の内容物が口から排出される現象をいう。悪心とは、嘔吐が起こりそうになったときに発生する不快な感覚をいい、嘔気（おうき）と同じ意味である。もともと、悪心・嘔吐は食道や胃などに入り込んだ毒物などを体外に排出するための防御反応である。嘔吐による症状は、顔面蒼白、冷汗、頻脈（脈が速くなる）、血圧低下などである。しかし、なかには脱水や電解質の異常など重篤な状態になることもあるので注意が必要である。女性は男性よりも起きやすいといわれている。

　悪心・嘔吐がどのようなメカニズムで起きるのかは十分にわかっていないが、大脳皮質、化学受容器引金帯（CTZ）、前庭迷路系、末梢などからの入力により、嘔吐中枢が刺激されるためと考えられている（**図4**）。

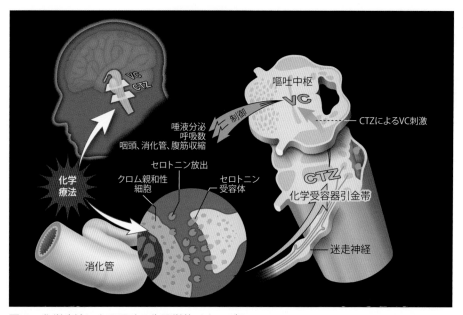

図4　化学療法による嘔吐の生理学的メカニズム
（Navari RM, Agents N, et al：Management of Chemotherapy-Induced Nausea and Vomiting. Vol.3, Belgian Journal Of Medical Oncology. Springer International Publishing, 2016. より引用改変）

歯科では、薬剤による悪心・嘔吐が問題となる。原因となる薬剤（**表12**）には、非ステロイド性抗炎症薬（NSAIDs）や抗菌薬が含まれる。薬剤以外にも、毒物、食道破裂、急性心筋梗塞など生命にかかわる重篤な原因もある。

①化学療法による悪心・嘔吐（CINV）

がんの治療として行われる化学療法は悪心・嘔吐を引き起こしやすい。その頻度は 54 〜 96％と高い[19]。CINV が起きやすいのは、過去の CINV 経験者、女性、50 歳未満、過去の妊娠時嘔吐・乗り物酔い、液体・電解質不均衡、消化管、肝臓または脳の腫瘍、便秘、オピオイド使用、感染症、敗血症、腎疾患者である。

②放射線治療による悪心・嘔吐（RINV）

放射線療法は高い確率で悪心・嘔吐を引き起こす。予防対策なしで放射線療法を行うと、悪心・嘔吐は 50 〜 80％に発生するといわれている[20]。放射線量が多いほど、照射域が広いほど起きやすいが、胃腸、肝臓、脳への放射線治療で特に多い。また、治療が終わって 30 分から数時間の間にしばしば発生する。リスク因子には、化学療法併用、年齢、性別、アルコール飲用、不安、過去の RINV、CINV などがある。

③術後の悪心・嘔吐（PONV）

吸入麻酔薬と麻薬性鎮痛薬の投与後に起きやすく、頻度は 20 〜 40％である[21]。日帰り全身麻酔の口腔外科手術において最も多い併発症で、顎矯正手術では術後 24 時間で 40％以上に認められたという報告もある[22]。PONV を起こしやすいのは女性、非喫煙、過去の PONV、乗り物酔い、50 歳以下、揮発性麻酔薬、亜酸化窒素、術後のオピオイド投与、長時間麻酔、腹腔鏡手術などである。

表12　悪心・嘔吐の原因となる薬剤

がん化学療法薬
非ステロイド性抗炎症薬（NSAIDs）
ジゴキシン（悪心は治療レベルで起こりうる）
抗不整脈薬
経口抗糖尿病薬（特にメトホルミン）
抗菌薬（特にエリスロマイシン、バクトリム）
スルファサラジン
ニコチンパッチ
麻薬
抗 Parkinson 病薬
抗痙攣薬（治療用法での投与を含む）
高用量ビタミン

（Metz A, Hebbard G. Nausea and vomiting in adults. Aust Fam Physician.36(9):688–92, 2007. より引用改変）

2 下痢

下痢は 1 日に 3 回以上の形のない便の排泄、あるいは 1 日あたり 250g を超える形のない便の排泄である。持続期間により急性（14 日未満）、持続型（14 〜 29 日）、慢性（30 日以上）に分類され、最も多いのは急性である。原因ではウイルス感染による胃腸炎が最も多いが、それ以外では薬剤による下痢がある。急性下痢では死亡する場合もある。死亡事例の 83％は 65 歳以上で、最も多い原因は *C.difficile* という細菌によるクロストリジウム感染症（CDI）である[23]。CDI の機序は、抗菌薬が腸内細菌叢を変化させることにより、*C.difficile* が異常増殖し、産生した毒素による、と考えられている。

①抗菌薬による下痢（AAD）

抗菌薬による有害反応としてしばしば認められる。AAD は抗菌薬投与中に 9.6％[24]、服用中止後数カ月までで 30％程度に発生するという[25]。広域スペクトルの抗菌薬に多く、アンピシリン、アモキシシリン（＋クラブラン酸）、セファロスポリン、クリンダマイシンに多い。AAD の

うち、CDI が最も重篤で死をもたらしうる。CDI のリスク因子には 65 歳以上、女性、免疫能低下、過去の AAD などがある。

（大渡凡人）

13 | 貧血

1 貧血の定義

　貧血とは、末梢血のヘモグロビン（Hb）濃度が、正常下限値より減少した状態をいう[26]。Hb の正常下限値は、WHO の基準では成人男性 13g/dL、成人女性 12g/dL とされる。

2 貧血の分類

　貧血の原因は、赤血球産生障害、赤血球崩壊の亢進（溶血）、赤血球喪失（出血）に大別される。赤血球産生障害では、鉄、ビタミン B_{12}、葉酸などの造血因子の欠乏、造血幹細胞の異常、エリスロポエチンの分泌低下などがある。赤血球溶血性貧血では、先天性・後天性、あるいは赤血球内・血球外の原因による多数の貧血疾患が存在する。

　身体的所見では、蒼白は貧血の徴候であり、眼瞼結膜や口腔粘膜の色調が参考となる。出血点や紫斑を伴う場合には、血小板減少を合併する重篤な貧血が考えられる。

　検査所見では、Hb、ヘマトクリット値（Ht）、赤血球から計算される平均赤血球容積（mean corpuscular volume；MCV）、平均赤血球ヘモグロビン量（mean corpuscular hemoglobin；MCH）、平均赤血球ヘモグロビン濃度（mean corpuscular hemoglobin concentration；MCHC）などの赤血球指数が重要である。

3 鑑別診断

　MCV の増加、正常、減少は、それぞれ大球性、正球性、小球性の貧血症を表す。

①大球性貧血

　通常 MCV が 100fL を越える場合をいう。ビタミン B_{12} や葉酸欠乏に基づく巨赤芽球性貧血と、甲状腺機能低下症、アルコール中毒、肝疾患などに付随する非巨赤芽球性貧血に大別される。大球性貧血、血清ビタミン B_{12} 低値、萎縮性胃炎などを呈する疾患は**悪性貧血**と呼ばれ、舌が赤みを帯びてツルツルした痛みを伴う舌炎を呈する（**Hunter 舌炎**）[26]。

②正球性貧血

　正球性貧血には溶血性貧血、出血後の貧血、腎性貧血、再生不良性貧血、骨髄異形成症候群などが含まれる。正球性貧血では MCV、MCH、MCHC は正常範囲内にある。

③小球性貧血

　小球性貧血には、鉄欠乏性貧血、鉄芽球性貧血、関節リウマチなどの慢性疾患に伴う二次性貧血などがある。**鉄欠乏性貧血**は、貧血のなかで最も頻度が高く、特に女性で圧倒的に多い。鉄供

給が不足する原因として消化管出血、月経過多、血管内溶血などがあり、MCV は 80fL 以下で、MCH や MCHC も低下する。また、血清鉄とフェリチンは低下し、総鉄結合能（TIBC）は逆に増加する。**Plummer-Vinson 症候群**は、鉄欠乏性貧血に付随してみられる舌乳頭の萎縮、舌炎、口角炎、嚥下障害を伴う疾患で（**図5**）、特徴的な匙状爪を呈する[26]。

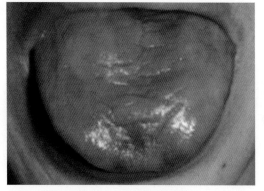

図5　鉄欠乏性貧血の舌乳頭の萎縮
（鹿児島大学病院口腔外科准教授 上川善昭先生 提供）

4　治療

貧血を招いている基礎疾患の治療が基本である。貧血の程度が重い場合には、輸血が必要となる。

（中村典史）

14　睡眠障害、頭痛、頭重感

1　睡眠とは

ヒトの睡眠は生理的な欲求から自然に発生する脳の活動休止であり、身体および精神の発達に重要なものである。ヒトの睡眠にはレム（rapid eye movement；REM）睡眠とノンレム（non-rapid eye movement；Non-REM）睡眠がある。レム睡眠は身体が寝て頭が覚醒に近い状態で、ノンレムはこの反対であり、体が起きて頭が寝ている睡眠である。

2　睡眠障害

睡眠は質が重要であり、睡眠時間が十分でも日中に眠気がある、疲れが取れない、集中力がない、**頭痛、頭重感**などの症状がある場合は睡眠障害を疑う必要がある。睡眠障害には、不眠症、睡眠関連呼吸障害、過眠症、概日リズム睡眠障害、睡眠関連運動障害、睡眠時随伴症の6つに分けられる[27]。

3　閉塞性睡眠時無呼吸（障害）（obstructive sleep apnea；OSA）

歯科治療に最も関連する**閉塞性睡眠時無呼吸（障害）**（obstructive sleep apnea；OSA）は睡眠関連呼吸障害の一つで、睡眠中に上気道周囲の筋肉が弛緩し、気道が狭窄、閉塞することにより低呼吸や無呼吸を引き起こす。低呼吸や無呼吸が続くことで、体内の酸素減少と二酸化炭素増加が起こり、苦しくなって、眠りが浅くなり（覚醒）、呼吸を再開する。繰り返す覚醒により十

分な睡眠が得られずに起床時に頭痛、頭重感などの症状が発症する。

①**検査法**

A. 医療面接
- 昼間の眠気の有無
- 肥満や糖尿病、高血圧、脂質代謝異常、心疾患、呼吸器疾患、うつ病などの OSA の患者に多いといわれる疾患の既往歴
- 入眠障害や中途覚醒、早朝覚醒などの OSA 以外の不眠症状の有無
- 睡眠環境や睡眠習慣、薬物の使用の有無、飲酒の習慣、精神的ストレスの有無など睡眠の質に影響を与えているものの有無

B. 睡眠検査

　睡眠時呼吸障害などの睡眠中の異常を評価する簡易型睡眠検査や終夜睡眠ポリグラフ（PSG）検査（**図6**）などがある。確定診断は PSG 検査にて行う。PSG 検査は入院下に睡眠時の脳波、眼球運動、筋電図、呼吸運動、心電図、SpO₂、下肢運動などを終夜記録する。簡易睡眠検査は脳波検査がないが、自宅でできるためにスクリーニング検査に有用である。

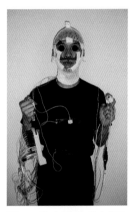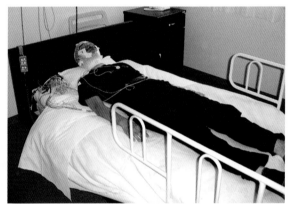

図6　終夜睡眠ポリグラフ

C. 顎顔面口腔所見
- 下顎が小さい、開咬などの顎顔面の骨格形態異常がある
- 上顎歯列弓の狭窄、歯列弓の幅や大きさの異常がある
- 舌の大きさと軟口蓋との位置関係。開口時に口蓋垂が見えるかどうかで口腔容積と軟組織の割合を判断する
- 口蓋扁桃の大きさや舌根から咽頭後壁までの距離

D. 画像検査

　セファログラムを用いて上顎骨、下顎骨、舌骨などの硬組織の形態や大きさ、位置関係を確認する。同時に、舌や軟口蓋などの軟組織の形態や大きさ、位置関係を確認する。OSA の患者では、下顎が後退しており、軟口蓋の長さが長く、気道の幅が狭く、舌骨の位置が低いという特徴がある（**図7**）。

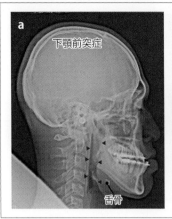
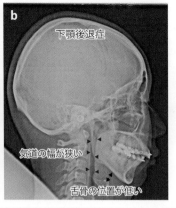

図7　顎変形症患者の咽頭軌道の違い（側貌セファログラム）
a：下顎前突症。咽頭気道（赤矢印）の狭窄は認めない。
b：下顎後退症。咽頭気道（赤矢印）の狭窄を認める。

②診断

　睡眠時にいびきや無呼吸の症状があり、日中に眠気があり、PSG 検査にて 1 時間あたりの 10 秒以上の無呼吸、4 ％以上の SpO_2 の低下を伴う低呼吸の指数（AHI）で OSA の程度を診断する。AHI ＜ 5 を正常、5 ≦ AHI ＜ 15 を軽症、15 ≦ AHI ＜ 30 を中等症、30 ≦ AHI を重症と判定する。

③治療法

A. 口腔内装置（OA）（図8）

　OA は上下顎の歯列にマウスピースを装着し、下顎を前方に移動させることにより狭窄した上気道を広げ、気道通気性をよくする。

B. 経鼻的持続気道陽圧療法（CPAP）（図9）

　重症例では第一選択である。閉塞や狭窄している上気道に対し、鼻から一定の陽圧の空気を送り込むことにより、閉塞した舌や軟口蓋を押し上げ気道を広げて呼吸を持続させる方法である。

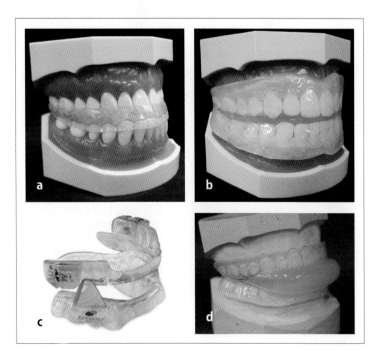

図8　さまざまな口腔内装置
a：下顎前方整位型（一体型）
b：下顎前方整位型（一体型）
c：分離型（ソムノデント Flex®、ソムノメッド社）　**d**：舌前方整位型

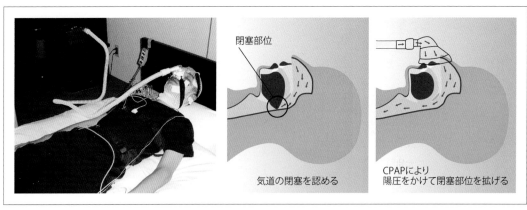

図9 経鼻的持続気道陽圧療法

C. 耳鼻科的な外科療法

　上気道の通気障害の原因となるアデノイドおよび口蓋扁桃肥大に対し切除術を行う。鼻閉がある場合は、鼻粘膜焼灼術や鼻中隔矯正術などを行う。

D. その他外科療法（図10）

　小顎症など、顎顔面の骨格的な問題からOSAが発症している場合、顎骨を前方に移動して上気道を拡大する外科手術が有用な場合がある[28-32]。

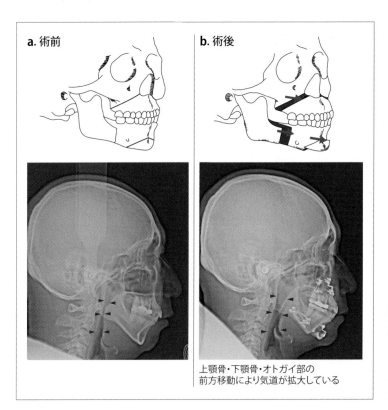

a. 術前

b. 術後

上顎骨・下顎骨・オトガイ部の
前方移動により気道が拡大している

図10　睡眠外科手術
上顎骨（Le Fort I 型骨切り術）、下顎骨（下顎枝矢状分割術）、オトガイ部を前方移動し、チタンプレート、スクリューにて固定する。その結果、咽頭周囲の筋肉が牽引され、気道が拡大する。

（外木守雄、西久保周一）

15 | 摂食嚥下障害

1 はじめに

　摂食嚥下機能にかかわる中枢、末梢神経系の障害やその支配下の筋群の障害によって摂食嚥下障害が現れる。摂食嚥下障害の病因は多岐にわたるが、障害の原因により**機能的障害**、**器質的障害**、**医原性障害**に大別される（**表13**）。

表13　摂食嚥下障害の原因

摂食嚥下障害	原因
機能的障害	脳血管障害、 神経筋変性疾患（Parkinson病、筋萎縮性側索硬化症、筋ジストロフィーなど）、 脳腫瘍、頭部外傷、認知症など
器質的障害	頭頸部腫瘍やその手術、放射線治療後の形態学変化、 骨棘や憩室、口唇口蓋裂などの先天異常、 顎口腔顔面・咽頭内の炎症・外傷
医原性障害	抗コリン薬による唾液分泌抑制や食道蠕動障害、 抗精神病薬や抗Parkinson病薬による舌の不随意運動、 抗精神病薬、抗不安薬などによる意識レベルの低下など

2 摂食嚥下障害の原因

①機能的障害

　機能的障害は、摂食嚥下機能を司る中枢、末梢神経系の障害もしくは摂食嚥下にかかわる筋群の障害による機能障害を指す（**表13**）。**脳血管障害**は、機能的障害を引き起こす代表的な疾患である。急性期で50％程度、慢性期でも10％程度の摂食嚥下障害がみられる。神経変性疾患の一つである**Parkinson病**では、脳黒質のドパミン神経細胞が変性するために錐体外路症状が現れる。舌の振戦、嚥下反射惹起遅延、喉頭挙上や咽頭収縮の不良などが起こる。また、**筋萎縮性側索硬化症（ALS）**も著明な摂食嚥下障害を呈する（**図11**）。

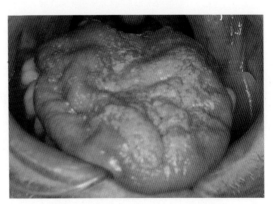

図11　筋萎縮性側索硬化症（ALS）患者の舌
舌の筋が萎縮して舌全体にしわが寄っている状態。

②器質的障害

　器質的障害は、摂食嚥下にかかわる口腔、咽頭の諸器官の器質的異常により引き起こされる（**表13**）。

③医原性障害

　高齢者では、薬剤に起因する医原性の嚥下障害が起こりやすい（**表13**）。口渇を有害反応とす

る抗コリン薬や抗精神病薬などの服薬によって、食事時の食塊形成が困難になり、嚥下困難感も増す。抗精神病薬、抗 Parkinson 病薬、抗不安薬は、中枢神経系の神経伝達物質に作用して、摂食嚥下機能の運動機能を妨げることがある。抗精神病薬や抗不安薬は、意識レベルの低下をもたらすことで、摂食嚥下機能に悪影響を及ぼす。

③ 摂食嚥下障害のスクリーニングテスト

摂食嚥下障害の評価では、はじめに簡便なスクリーニングテストを実施し、必要があれば精密検査を行う流れとなる。

① 10-item eating assessment tool（EAT-10）[33]

EAT-10 という簡易型の質問用紙[33]では、10 項目の質問に対して 0（問題なし）から 4 点（ひどく問題あり）の 5 段階で点数をつける。全部の合計得点が 3 点以上の場合には、嚥下障害の疑いとして、専門家にかかったほうがよいとされる。

②反復唾液嚥下テスト（repetitive saliva swallowing test；RSST）[34]

唾液を嚥下した回数によって摂食嚥下障害の有無を判定する。30 秒間にできるだけ唾液を嚥下してもらい、そのときの喉頭挙上を触診にて確認する（図 12）。嚥下回数 3 回未満で、摂食嚥下障害有と判定する。

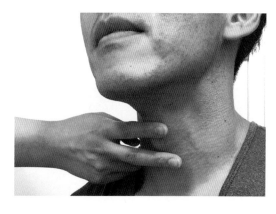

図 12　反復唾液嚥下テスト
（repetitive saliva swallowing test；RSST）

③改訂水飲みテスト（modified water swallowing test；MWST）[35]

MWST では、3 mL の冷水を患者の舌下部に入れ、嚥下してもらい、嚥下後に発声してもらう。嚥下後にムセがなく、湿性嗄声がなければ直接訓練開始可能と判定する。

④ 摂食嚥下障害の精密検査

①嚥下内視鏡検査（videoendoscopy；VE）

VE では、経鼻内視鏡で咽頭腔を観察し、普段の咽頭の状態や食後の誤嚥の有無などを評価する。ポータブルのファイバースコープを使用することで、病棟、在宅や施設での訪問歯科診療でも VE が実施できる（図 13）。VE を使用すると、咽頭へと送り込まれた食物や嚥下後の咽頭残留や誤嚥を観察できる。

②嚥下造影検査（videofluorography；VF）

　VF では、エックス線造影撮影装置を使用し、造影剤や被験食物にバリウムなどの造影剤を混ぜたものを被験者が食べ、飲み込むところを撮影、記録する（**図14**）。食物の誤嚥や咽頭残留の有無を評価し、嚥下関連諸器官の運動が障害されているか診断する検査である。

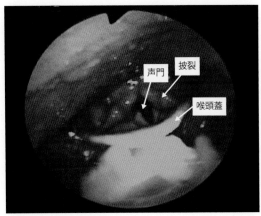

図13　VE による映像
咀嚼された米飯が咽頭へと送り込まれている様子が観察できる。

声門　披裂
喉頭蓋

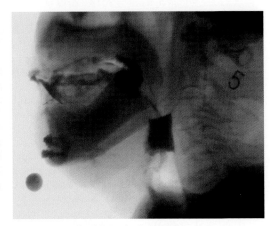

図14　嚥下造影検査（VF）側面像
咽頭へと食物が送り込まれているところ。

（松尾浩一郎）

【1章1節　参考文献】

1項「全身の観察」

1）日本高血圧学会高血圧治療ガイドライン作成委員会編：高血圧治療ガイドライン 2019．ライフサイエンス出版，東京，2019．
2）宮田玲奈，他：栄養状態とオーラルマネジメントの必要度の関連についての検討．日歯衛会誌 8（1）：126，2013．
3）日本有病者歯科医療学会編：有病者歯科学．永末書店，京都，2018．
4）宮城征四郎：生命徴候の臨床的意義．呼吸 28（10）：1051-1053，2009．

【1章2節　参考文献】

1項「体重の増加」〜7項「めまい」

1）西田次郎，他：歯科のための内科学．第4版，22-23，南江堂，東京，2018．
2）福島和昭監修：歯科麻酔学．第8版，522-532，医歯薬出版，東京，2019．
3）吉田和市編：歯科麻酔・生体管理学．第2版，221-227，学建書院，東京，2016．
4）福井次屋，他編：内科診断学．第2版，235-245，491-495，518-522，医学書院，東京，2008．
5）日本救急医学会監修：標準救急医学．第4版，266-298，305-306，医学書院，東京，2009．
6）清水敬樹編：ICU 実践ハンドブック 病態ごとの治療・管理の進め方．255-261，羊土社，東京，2013．
7）榎本昭二，他監修：最新口腔外科学．第5版，16-18，27，181，医歯薬出版，東京，2017．
8）大渡凡人：全身的偶発症とリスクマネージメント 高齢者歯科診療のストラテジー．224-226，医歯薬出版，東京，2012．

8項「咳、喀痰、喘鳴」

9）小川　聡編：内科学書．第8版，355-358，中山書店，東京，2013．
10）日本呼吸器学会編：咳嗽に関するガイドライン．第2版，日本呼吸器学会，2012．
11）高久史麿監修：図説病態内科講座，第7巻呼吸器―1．2-13，31-37，メジカルビュー社，東京，1994．
12）村川裕二監修：新・病態生理できった内科学．第2版，23-26，医学教育出版社，東京，2010．
13）樫山鉄矢編：呼吸器内科必修マニュアル，33-53，羊土社，東京，2005．

10項「血圧変動（高血圧、低血圧）」〜 11項「不整脈（期外収縮、徐脈、頻脈）」

14）西田百代監修：知らなかったではすまされない　有病高齢者歯科治療のガイドライン．改訂新版，クインテッセンス出版，東京，2013．

15）高杉嘉弘：歯科診療で知っておきたい全身疾患の知識と対応．学建書院，東京，2013.

16）日本高血圧学会高血圧治療ガイドライン作成委員会編：高血圧治療ガイドライン2014. ライフサイエンス出版，東京，2014.

17）日本循環器学会：不整脈の非薬物治療ガイドライン（2011年改訂版），＜ http://www.j-circ.or.jp/guideline/pdf/JCS2011_okumura_h.pdf ＞ 2016（2019年9月6日アクセス）

18）日本循環器学会：不整脈薬物治療ガイドライン（2009年改訂版），＜ http://www.j-circ.or.jp/guideline/pdf/JCS2009_kodama_h.pdf ＞ 2019（2019年9月6日アクセス）

12項「悪心、嘔吐、下痢」

19）Sheikhi MA, Ebadi A, et al：Alternative Methods to Treat Nausea and Vomiting from Cancer Chemotherapy. Chemother Res Pract：2015.

20）Feyer P, Jahn F, et al：Prophylactic Management of Radiation-Induced Nausea and Vomiting. Biomed Res Int：2015.

21）Stoicea N, Gan TJ, et al：Alternative Therapies for the Prevention of Postoperative Nausea and Vomiting. Front Med 2：87, 2015.

22）Silva AC, O'Ryan F, et al：Postoperative Nausea and Vomiting (PONV) After Orthognathic Surgery：A Retrospective Study and Literature Review. J Oral Maxillofac Surg 64(9)：1385-97, 2006.

23）Hall AJ, Curns AT, et al：The roles of clostridium difficile and norovirus among gastroenteritis- associated deaths in the United States, 1999-2007. Clin Infect Dis 55(2)：216-23, 2012.

24）Elseviers MM, Van Camp Y, et al：Prevalence and management of antibiotic associated diarrhea in general hospitals. BMC Infect Dis 15(1)：129, 2015.

25）Patro-Golab B, Shamir R, et al：Yogurt for treating antibiotic-associated diarrhea：Systematic review and meta-analysis. Nutrition (6)：796-800, 2015.

13項「貧血」

26）杉本恒明，矢崎義雄総編集：内科学，第9版．1601-1634，朝倉書店，東京，2008.

14項「睡眠障害、頭痛、頭重感」

27）American Academy of Sleep Medicine：International Classification of Sleep Disorders, 3rd ed. AMERICAN ACADEMY OF SLEEP MED. 2014.

28）Okushi T, Tonogi M, et al: Effect of maxillofacial surgery on the morphology of velopharyngeal space. Int J Oral Maxillofac Surg.69(3):877-84, 2011.

29）外木守雄：閉塞性睡眠時無呼吸を歯科医師としてどう診るか？そのイビキ，歯科で治るかも知れません．日歯医師会誌 69：33-40，2017.

30）Aoki J, Shinozuka K, et al:Cephalometric analysis of the pharyngeal airway space after maxillary advancement surgery. J Oral Sci.61(4): 529-533, 2019.

31）中村亮太，外木守雄，他：上下顎前方移動術およびオトガイ舌筋・舌骨筋前方移動術が上気道形態と睡眠におよぼす影響．日大歯学 93(1)：25-32．2019.

32）西久保周一，外木守雄：【鼻閉にまつわる問題とその解決策】鼻閉の原因と治療　術後性　顎変形症手術後 Le-FortⅠ型骨切り術に伴う術後鼻中隔変形および鼻閉症状への対応．JOHNS 35(11)：1627-1631，2019.

15項「摂食嚥下障害」

33）若林秀隆，栢下　淳：摂食嚥下障害スクリーニング質問紙票 EAT-10 の日本語版作成と信頼性・妥当性の検証．静脈経腸栄養 29：871-876，2014.

34）小口和代，才藤栄一，他：機能的嚥下障害スクリーニングテスト「反復唾液嚥下テスト」(the Repetitive Saliva Swallowing Test：RSST) の検討（2）妥当性の検討．リハビリテーション医学 37: 383-388，2000.

35）Tohara H, Saitoh E, et al：Three tests for predicting aspiration without videofluorography. Dysphagia 18: 126-34, 2003.

3 薬物および放射線治療の口腔内併発症

1 口腔乾燥症

1 口腔乾燥症とは

　口腔乾燥症にはさまざまな分類や考え方が存在するが、海外では口腔乾燥感の自覚症状を有する場合を口腔乾燥症、口腔乾燥感の有無にかかわらず、唾液分泌量が減少した場合を唾液分泌量減少症とするのが一般的である。そのため、口腔乾燥症には、口腔乾燥感の自覚症状は有するが唾液分泌量が減少していないタイプと口腔乾燥感と唾液分泌量の減少がともに存在するタイプがある。唾液の減少が口腔衛生状態を悪化させ、さまざまな口腔疾患発症に関与していたり、口腔内の疼痛や味覚障害、摂食嚥下機能に障害を生じさせたりしていることから、本書では口腔乾燥感と唾液分泌量の減少をともに有するタイプを口腔乾燥症として扱うことにする。

2 口腔乾燥症の原因

　口腔乾燥症の原因（唾液分泌減少の理由が唾液腺導管の閉塞を除く）には、**体液量の減少によるもの**と**唾液分泌機能の低下**によるものがある。体液量減少による口腔乾燥症とは、唾液腺機能は正常に保たれているが、何らかの原因により、体液量が減少したことに伴い唾液分泌量が減少するタイプである。原因としては熱性疾患や Basedow 病による発汗過多、尿崩症や糖尿病、利尿薬の服用などによる尿量の増加、下痢や人工透析による水分量の減少、腹水や胸水貯留など血管外への水分の喪失がある。唾液分泌機能の低下に伴う口腔乾燥症には、唾液腺の機能に低下がある場合と、唾液腺機能は正常であるが、神経伝導系に障害のある場合がある。唾液腺機能の低下で最もよく知られているのが加齢による変化であるが、一般的に女性の場合では、刺激時唾液において明らかな減少がみられてくるのは 70 歳台後半以降とされている。

　加齢以外では、Sjögren 症候群などの自己免疫疾患への罹患、がん化学療法や頭頸部領域への放射線照射があげられる。神経伝導系の障害には、中枢または末梢神経自体の傷害により唾液分泌量が減少する場合と、神経伝達に何らかの抑制が働いている場合がある。中枢または末梢神経自体の傷害により唾液分泌量が減少する場合には、中枢性では脳梗塞や脳出血、末梢性では三叉神経や顔面神経の障害がある。口腔乾燥症の原因で最も多いとされているのが、薬剤の有害反応による神経伝達の抑制である。また、強いストレスや更年期障害でも唾液分泌機能が低下する（**図1**）。

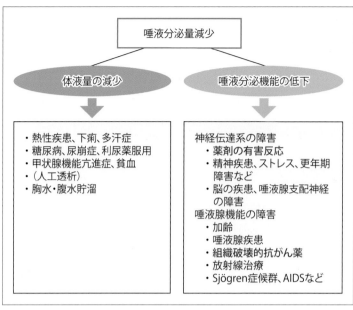

唾液分泌量減少

体液量の減少　　　　　　唾液分泌機能の低下

・熱性疾患、下痢、多汗症
・糖尿病、尿崩症、利尿薬服用
・甲状腺機能亢進症、貧血
・（人工透析）
・胸水・腹水貯溜

神経伝達系の障害
・薬剤の有害反応
・精神疾患、ストレス、更年期
　障害など
・脳の疾患、唾液腺支配神経
　の障害
唾液腺機能の障害
・加齢
・唾液腺疾患
・組織破壊的抗がん薬
・放射線治療
・Sjögren症候群、AIDSなど

図1　唾液分泌量減少の主な原因

3 薬剤による口腔乾燥症

　薬剤による口腔乾燥症発症の原因には、抗がん薬等により**唾液腺組織に傷害**が生じる場合と**神経伝達系**の障害がある。

　抗がん薬等により唾液腺組織が強く障害されると非可逆性となることも多いが、そこまで強く傷害された場合でなければ、唾液分泌量は時間とともに改善してくる。神経伝達系の障害を生じる薬剤は多く存在するがその機序は一律ではない。抗コリン作用により唾液分泌機能の抑制が生じる薬には抗ヒスタミン薬、抗アレルギー薬、抗コリン薬、抗Parkinson病薬がある。抗ドーパミン作用により唾液分泌機能の抑制が生じる薬には三環系抗うつ薬、抗精神病薬、抗不安薬、Caイオンの遊離抑制作用により唾液分泌機能の抑制が生じる薬には、降圧薬であるカルシウム拮抗薬がある。また、医療用麻薬ではCaイオンチャネルを抑制して外分泌腺を抑制することにより唾液分泌機能の抑制が生じる（モルヒネなど）。コデインでは抗コリン作用により唾液分泌抑制作用が生じる（**表1**）。

　それぞれの薬剤による唾液分泌機能の抑制作用には相違がみられる。一般的に降圧薬では唾液分泌量の減少は少なく、内服開始後すぐに唾液分泌量が減少することは少ない。それに対して、抗ヒスタミン薬（花粉症や鼻炎、アレルギーの薬）、抗コリン薬（悪心・腹痛の薬、頻尿の薬など）では1回の内服ですぐに唾液分泌量の減少がみられる。これら薬剤は服用を中止すれば唾液分泌量の減少は改善するが、長期間服用していると唾液腺に萎縮性変化がみられるようになり、改善が困難になる。

表1　唾液分泌低下を生じる主な薬剤

抗コリン作用による唾液分泌抑制
・抗ヒスタミン薬：ポララミン®、ヒベルナ®など
・抗アレルギー薬：アレグラ®、アゼプチン®など
・抗コリン薬：アトロピン®、ブスコパン®など
・その他（抗痙攣薬、制吐薬）
・抗パーキンソン病治療薬：アーテン®、アキネトン®など

抗ドーパミン作用による唾液分泌抑制
・三環系：第1世代　アナフラニール®、トリプタノール®、フラニール®
：第2世代　アモキサン®、プロチアデン®、アンプリット®
・抗精神病薬：コントミン®、ヒルナミン®など
・抗不安薬：デパス®、メイラックス®、ソラナックス®、セルシン®

Ca貯蔵庫からCaイオンの遊離を抑制（Ca濃度↓）
・降圧薬（カルシウム拮抗薬）：ノルバスク®、カタプレス®、アルドメット®

Na-K-Cl共輸送系を抑制
・利尿薬（ループ系）：ラシックス®、ルクラック®、ダイアート®、フィズリン®など
・気管支拡張薬など：メトナミン®、メジコン®

オピオイド
・コデイン：抗コリン作用
・モルヒネなど：Caイオンチャネルを抑制して外分泌腺抑制

4　口腔乾燥症の症状

　初期症状は軽度の口腔乾燥感（口渇感、飲水切望感など）が多いようではある。その後、次第に唾液分泌量の減少が進行すると舌を中心とした違和感やざらつき感、疼痛を自覚するようになる。一方、ねばつき感を自覚することもある。さらに病状が進行すると他覚的には舌乳頭の萎縮や粘膜の発赤がみられる。この頃には義歯の装着不良や味覚障害もみられるようになる。また、口腔乾燥症では、う蝕の増加や進行、口腔カンジダ症の発生、食塊形成能や潤滑作用の低下から食物の咽頭・食道通過が障害されるなど摂食嚥下機能の障害も生じる。

5　口腔乾燥症の診断

①医療面接

　口腔乾燥症の原因を調べるうえで医療面接はたいへん重要である。いつからどのような症状があったのか（現病歴）、症状発生のきっかけはあるか、既往症、併存疾患、精神状態、内服薬を確認する。自覚症状については痛みやざらつき感、ねばつき感、味覚障害の有無などを聞き取る。また、「食事時に痛みを伴うか」、「夜間に痛みを生じるか」、「痛みを誘発するものがないか」についても聴取する。初期の口腔乾燥症では舌に軽度の疼痛や違和感を訴えるが食事には支障がなく、他覚所見も明らかでないことが多い。症状発症時期が比較的はっきりしている場合では、症状発症前に誘因となるような内服薬の開始や疾病への罹患などのイベントがなかったか注意深く医療面接する。また、可能であれば家庭や職場などにおけるストレスの有無、更年期症状の有無を聴取する。他覚的には口腔粘膜の萎縮や乾燥がみられるか、唾液に泡立ちがないかなどを確認する。

②唾液分泌量の測定

　唾液分泌量の測定には**ガムテスト**、**サクソンテスト**による**刺激時唾液分泌量**の測定と吐唾法による**安静時唾液量**の測定がよく行われる。唾液分泌量減少の目安は国内外の Sjögren 症候群の診断基準に準じ、ガムテストでは 10 分間で 10mL 以下、サクソンテストでは 2 分間で 2 g 以下、安静時唾液量では 15 分間で 1.5mL 以下と考える。これらの方法は唾液分泌量を直接評価することのできる方法である。唾液腺機能障害の有無を調べるには唾液腺シンチグラフィーの撮影を行うこともある。どこでも行えるという検査ではないが、唾液分泌機能を直接評価するための唯一の方法である。

　わが国では簡便なため、ガムテストが比較的よく行なわれる。無味無臭ガムを 10 分間噛ませて分泌した唾液量を測定する。無味無臭ガムを入手することが困難な場合が多いことから、実際には市販のガムを代用して使用したりしている。海外ではチューインガムの代わりにワックス（パラフィン）を噛ませることが多い。

　これらの方法は唾液分泌量を直接測定できるが、意思疎通が取れない認知症患者や寝たきり患者、咀嚼のできない患者では測定が困難である。**口腔水分計**（ムーカス®）は口腔粘膜（頬粘膜や舌）に器具のセンサー部を軽く接触させるのみで口腔の湿潤度を測定することができる。唾液分泌量の測定が困難な患者でも唾液分泌量減少の有無を判断することができる。ムーカス®は唾液分泌量を直接測定するものではないが、測定値と唾液分泌量には相関があるとされている。

（岩渕博史）

2 ｜ 抗腫瘍薬による粘膜炎

1 　口腔粘膜炎の原因と重症度分類

　口腔粘膜炎は、抗腫瘍薬によりフリーラジカルが産生され、サイトカインカスケードを起こすことによる直接の粘膜障害によるもの（**一次性粘膜炎**）（**図2**）と、白血球減少に伴う二次的な口腔内感染によるもの（**二次性粘膜炎**）との、2 つの機序により発現する。抗腫瘍薬投与中は、骨髄抑制や免疫力の低下により、口腔カンジダ症や単純ヘルペスウイルス 1 型感染症の初発、再活性化がしばしばみられる。口腔粘膜炎により粘膜バリアが破綻すると、全身感染症のリスクも上昇する[1]。

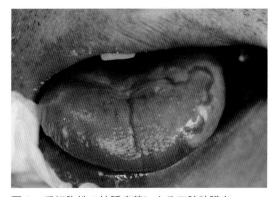

図2　殺細胞性の抗腫瘍薬による口腔粘膜炎

　口腔粘膜炎の重症度の分類は、有害事象共通用語基準（Common Terminology Criteria for Adverse Events；CTCAE）v5.0（**表2**）が用いられる[2]。口腔粘膜炎が Grade3 になると、患者 QOL が著しく低下し、治療そのものの中断や予後に影響を及ぼすことがあるため、口腔粘膜炎への対応はきわめて重要である。

表2 CTCAE v5.0 による口腔粘膜炎の重症度分類

Grade1	症状がない、または軽度の症状がある：治療を要さない
Grade2	中等度の疼痛：経口摂取に支障がない：食事の変更を要する
Grade3	高度の疼痛：経口摂取に支障がある
Grade4	生命を脅かす：緊急処置を要する
Grade5	死亡

2 口腔粘膜炎の頻度、発現時期、症状

　一般的に抗腫瘍薬投与後、3〜5日で出現し、好中球の回復に伴い約3〜4週間で回復するとされている（**図3**）。口腔内の疼痛、発赤、出血、腫脹などの症状出現に伴い、日常生活に影響が及び、経口摂取不良や誤嚥性肺炎などの合併によって全身状態が悪化しかねないので要注意である。

　口腔粘膜炎を引き起こしやすい薬剤はフルオロウラシル（5-FU）、メトトレキサート、シタラビン、シスプラチンなどがあり、頭頸部癌患者で放射線治療と併用する場合は、口腔粘膜炎はほぼ必発する。

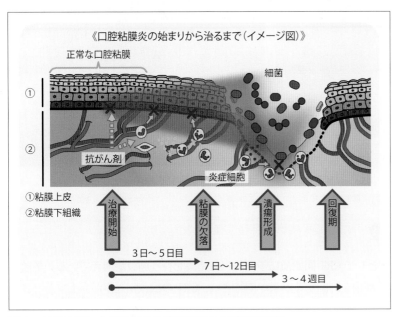

図3 抗腫瘍薬による粘膜炎の発症機序および治癒過程
（Sonis ST：A biological approach to mucositis. J Support Oncol 2：21-36, 2004. より引用改変）

3 分子標的薬による口腔粘膜炎

　分子標的薬が臨床の場で使用される機会が増え、それに伴う口腔粘膜炎に対する支持療法が重要となっている。頭頸部癌に対して使用されるセツキシマブ（アービタックス®）では、放射線との併用で症状が強くなる傾向にある。また、乳癌や腎臓癌に対して使用されるエベロリムス（アフィニトール®）は高確率で口腔粘膜炎を生じることから、重篤化の防止のために専門的口腔衛生処置などの歯科介入が必要である。

（石垣佳希、猪俣　徹、齋藤佳奈美）

3 | 放射線治療による粘膜炎

1 頭頸部癌における化学放射線療法

　頭頸部癌に対する**化学放射線療法**（chemoradiation therapy；CRT）では、重度の口腔粘膜炎（**図4、5**）が高頻度に生じるため、CRTの完遂のためには、口腔健康管理と栄養管理が大事である。加えてCRTは口腔粘膜炎、味覚障害、口腔乾燥、嚥下障害、悪心、下痢など、さまざまな栄養障害リスクがあるため、ほぼ全例栄養障害ハイリスクと考えられる。CRTを安全に完遂するためには、疼痛管理や感染対策と並んで口腔健康管理と栄養管理が重要である。適切な口腔健康管理と栄養管理によって、治療中・治療後の患者のquality of life（**QOL**）が維持されるにとどまらず、併発症が軽減され、治療の完遂、ひいては治療効果の改善がもたらされることが期待できる。

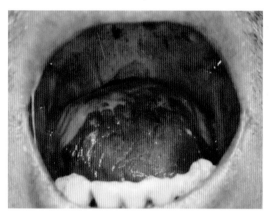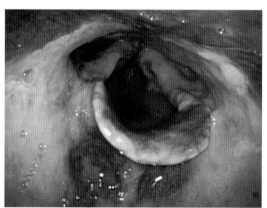

図4　CRTにおける口腔粘膜炎　　　　　　図5　セツキシマブ併用時の咽頭粘膜炎

2 予防的胃瘻造設

　CRT中の栄養管理を目的としてCRT開始前に予防的胃瘻造設を行う施設が増えている。予防的胃瘻造設にはCRT中の体重減少を抑制する効果が期待され、CRTの治療完遂率が向上するとされている[3]。また、胃瘻を使用した栄養摂取は誤嚥性肺炎のリスクが少なく苦痛も少ないが、胃瘻に依存することによる嚥下関連筋の廃用により、嚥下障害を遷延化させる可能性もある。よって適切な疼痛管理による経口摂取継続の努力と治療終了後の嚥下訓練へのサポートが求められる[4]。

3 口腔健康管理

　頭頸部癌CRTでは、口腔粘膜炎がほぼ必発であるため、口腔健康管理は重要である。頭頸部癌CRTにおける口腔健康管理に期待されることとしては、第一に口腔粘膜炎の軽症化や誤嚥性肺炎の発症抑制などの併発症の軽減、第二に**放射線性骨髄炎**（**図6**）やCRT後の唾液分泌低下に伴ううず歯の多発の軽減または予防である。

　化学療法に伴う口腔粘膜炎については、造血幹細胞移植時の口腔粘膜炎が口腔衛生管理により

抑制され[5]、CRT後の放射線性骨髄炎が早期からの口腔衛生管理で抑制が期待できるため、頭頸部癌CRT患者の口腔衛生管理は併発症の軽減化にきわめて有効と思われる。

（石垣佳希、猪俣　徹）

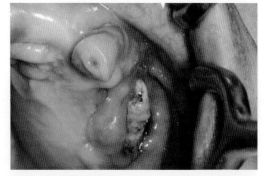
図6　放射線性骨髄炎（腐骨分離期）

4 | 菌交代現象（カンジダ）

1 菌交代現象とは

　菌交代現象とは、抗菌薬や消毒薬を長く使用すると、口腔、上気道、腸管、膣などの正常細菌叢が壊され、常在微生物のうち使用した薬の効かないものが増殖して感染状態となることである。人体各所の常在微生物の数や種類は、栄養、宿主の分泌する各種の抗微生物因子、酸素分圧や、微生物同士の栄養の競合、ほかの菌への発育阻害物質の産生、粘膜表面への定着の競合などの相互作用やほかの要因などの影響を受け、平衡状態を保っている。このように平衡状態を保っている場所に病原菌が侵入してきても、常にその場所に定着し感染を成立させることができるとは限らない。

　ところが、抗菌薬や消毒薬の大量投与、長期連用などによりこの平衡状態が崩れると、その薬に影響されない細菌や真菌などが隙間を埋める形で異常に増殖し、感染が引き起こされる。広域抗菌薬ほどこの現象を起こしやすく、口腔領域では口腔カンジダ症がある[6]。

2 口腔カンジダ症

　カンジダが口腔粘膜に付着、定着し粘膜下に侵入して増殖する感染症である。抗菌薬の大量投与、長期連用による菌交代現象や、ヒトの免疫能の低下によって弱毒菌が増殖する日和見感染症として生じることが多い。口腔カンジダ症には、偽膜性カンジダ症（**図7**）、紅斑性カンジダ症（**図8**）、偽膜紅斑混在性カンジダ症、その他のカンジダ症がある。呼吸器や泌尿器などの全身性感染症に対して抗菌薬が使用された結果に生じることが多い[6-8]。悪性新生物の化学療法や放射線療法中に生じることも多い。高齢者、HIV感染症患者や周術期等口腔機能管理中の患者など免疫能の低下した患者では注意が必要である。診断は、偽膜性口腔カンジダ症での視診は容易である。紅斑性口腔カンジダ症では、患部粘膜が周囲より赤いことや、ヒリヒリ（灼熱）感、苦味の訴えに注意する必要がある。見逃すと舌痛症と診断されて向精神薬が処方されたり、舌炎と診断されて副腎皮質ステロイド軟膏が処方されたりして難治性となることが多い。歯科衛生士は患者にとって身近な存在であるので、患者の訴えをよく聴いて診断の助けとしたい。カンジダ症を疑ったときはカンジダ検査を行って確定診断とするが、周術期や高齢者では必須である。患部拭い液のグラム

染色（図9）により酵母や仮性菌糸の存在を確認できる、チェアーサイドで行える簡便で有効な迅速検査法である。治療は薬物療法で、ポリエンマクロライド系のアムホテリシンBが第1選択薬である。その他に、アゾール系のミコナゾール、イトリゾールがあるが、カンジダ属種に対しての抗菌活性が異なったり、併用禁忌薬があったりするので注意が必要である。シロップ、ゲル、カプセルや内容液、口腔内付着錠などの種々の剤形があるので症状により選択するとよい[7-9]。

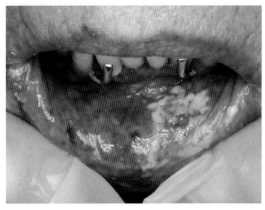

図7　60代後半の女性
口腔内のヒリヒリ（灼熱）感を主訴に受診した。肺炎にて抗菌薬を7日間、内服投与されていた。左下口唇粘膜に擦過除去できる白色の偽膜を形成していた。カンジダ検査にて *Candida albicans* が検出され、患部拭い液のグラム染色では酵母と仮性菌糸が認められた。診断は偽膜性口腔カンジダ症。

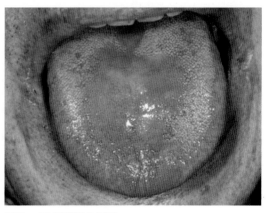

図8　70代前半の男性
舌の（灼熱）感と苦味を主訴に受診した。COPDにてマクロライド系抗菌薬の少量長期間投与を受けていた。舌背中央部の乳頭消失による平滑と発赤を認めた。カンジダ検査にて *Candida glabrata* が検出され、患部拭い液のグラム染色では酵母が多数認められた。診断は紅斑性口腔カンジダ症。

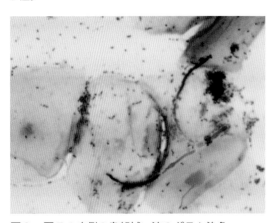

図9　図7の症例の患部拭い液のグラム染色
上皮細胞とグラム陽性に青く染まった酵母、仮性菌糸が認められた。

（上川善昭）

5 | 抗血栓薬

1 抗血栓療法とは

　超高齢社会のわが国では、脳卒中や心臓病などで抗血栓薬を服用している患者が増加している。抗血栓薬とは血管が詰まりやすい患者の血液を固まりにくくする薬で、病的な血栓形成を抑制する**抗凝固薬**ならびに**抗血小板薬**と形成された血栓を溶解する血栓溶解薬がある（**表3**）。虚血性心疾患（狭心症・急性心筋梗塞）の患者は抗血小板薬を、不整脈の心房細動、脳梗塞の一つである心原性脳塞栓症や心臓の人工弁置換術後の患者では抗凝固薬が投与される。

表3　主な抗血栓薬

抗凝固薬		
経口	ワルファリンカリウム（ワーファリン）	
	トロンビン阻害薬	ダビガトラン（プラザキサ®）
	第 Xa 因子阻害薬	リバーロキサバン（イグザレルト®）
		アピキサバン（エリキュース®）
		エドキサバン（リクシアナ®）
非経口	ヘパリン	
抗血小板薬		
経口	アスピリン（バイアスピリン®、バファリン81®、タケルダ®配合錠）	
	チエノピリジン系 　（チクロピジン〈パナルジン®〉、クロピドグレル〈プラビックス®〉、プラスグレル〈エフィエント®〉）	
	クロピドグレル・アスピリン配合剤（コンプラビン®）	
	シロスタゾール（プレタール®）	
	チカグレロル（ブリリンタ®）	
	ジピリダモール（ペルサンチン®）	
	イコサペント酸エチル（エパデール®）	
	サルポグレラート（アンプラーグ®）	
	トラピジル（ロコルナール®）	
	ベラプロストナトリウム（ドルナー®、プロサイリン®）	
	リマプロストアルファデクス（オパルモン®）	
血栓溶解薬		
組織型プラスミノゲンアクチベータ（tissue-type plasminogen activator；tPA）、ウロキナーゼ		

動脈硬化などによる血管内皮の損傷や血流の低下により血栓が生じる。脳に血栓が生じた場合には脳梗塞が、冠動脈に血栓が生じた場合は狭心症や急性心筋梗塞が起こる。血栓には「白色血栓」と「赤色血栓」があり、血流の流れが激しい動脈にできる「動脈血栓」は主に血小板が関与し、血栓の色が白色を呈するので「白色血栓」といわれ、血液の流れが緩やかな静脈内で起こる「静脈血栓」は、赤血球とフィブリンからなり、赤くみえるので「赤色血栓」といわれる。一般的に、白色血栓が主体の動脈血栓症（狭心症、急性心筋梗塞、脳梗塞など）には抗血小板薬が、赤色血栓が主体の静脈血栓症（心房細動、人工弁置換術後、心原性脳塞栓症、深部静脈血栓症、肺梗塞など）には抗凝固薬が使用される。

①抗血栓薬の種類と作用機序（図10）

A. 抗血小板薬

　抗血小板薬は、血管内に血小板が粘着・凝集して血小板血栓ができるのを抑制する。代表的な抗血小板薬はアスピリン、クロピドグレル、シロスタゾールなどである。

B. 抗凝固薬

　抗凝固薬は、血液凝固因子の連続的な酵素反応（カスケード反応）によりフィブリンが形成

されるのを阻害する。ワルファリンは直接凝固因子を阻害するのではなく、肝臓でビタミンK存在下に合成されるビタミンK依存性凝固因子（第Ⅱ、Ⅶ、Ⅸ、Ⅹ因子）の生成を阻害する。一方、凝固因子を直接阻害する**直接作用型経口抗凝固薬（direct oral anticoagulants；DOAC）**には、トロンビン阻害薬（ダビガトラン）と第Ⅹa因子阻害薬（リバーロキサバン、アピキサバン、エドキサバン）の4種類がある。

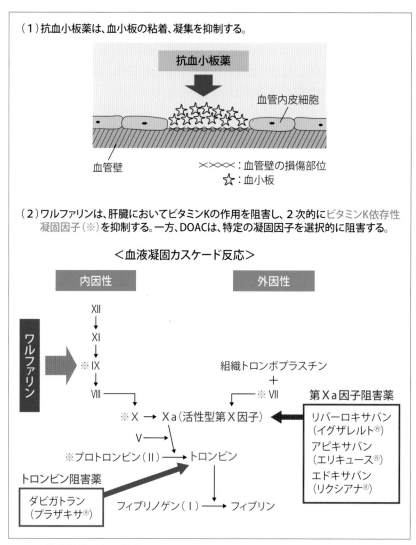

（1）抗血小板薬は、血小板の粘着、凝集を抑制する。

抗血小板薬

血管内皮細胞

血管壁

×××××：血管壁の損傷部位
☆：血小板

（2）ワルファリンは、肝臓においてビタミンKの作用を阻害し、2次的にビタミンK依存性凝固因子（※）を抑制する。一方、DOACは、特定の凝固因子を選択的に阻害する。

＜血液凝固カスケード反応＞

内因性　　　　　　　　　外因性

ワルファリン

ⅩⅡ
↓
ⅩⅠ
↓
※Ⅸ
↓
Ⅷ

組織トロンボプラスチン
＋
※Ⅶ

第Ⅹa因子阻害薬

※Ⅹ → Ⅹa（活性型第Ⅹ因子）

Ⅴ

※プロトロンビン（Ⅱ）── トロンビン

トロンビン阻害薬

ダビガトラン
（プラザキサ®）

フィブリノゲン（Ⅰ）── フィブリン

リバーロキサバン
（イグザレルト®）
アピキサバン
（エリキュース®）
エドキサバン
（リクシアナ®）

図10　抗血栓薬の作用機序

❷ 歯科治療上の留意点

①抗血栓薬の継続

血栓塞栓症を起こすリスクの高い患者では抗血栓薬は継続して歯科治療を行う。

A. 抜歯や手術

抗血栓薬を中断した場合、脳梗塞や急性心筋梗塞など重篤な血栓・塞栓症を発生する可能性があるので、抜歯はガイドラインに準じて、抗血栓薬を継続したまま行う。抜歯以外の手術に

関しては現時点ではガイドラインはないが、止血可能と考える処置に関しては継続下での手術を検討する。抗血栓薬の中断が必要な場合は、医師に相談する。症例によっては、ワルファリンを半減期の短い中和薬のあるヘパリンに切り替えて手術を施行する。

B. PT-INR 値の確認

ワルファリンは血液凝固検査の **PT-INR**（prothrombin time-international normalized ratio：プロトロンビン時間の国際標準比）を指標に内服量が調節されている。PT-INR の値が高くなるほど脳出血などの出血リスクがあり、逆に低すぎると血栓を予防することができない。70歳未満では 2.0 ～ 3.0 程度、70 歳以上では安全性を考慮し 1.6 ～ 2.6 に治療域が設定されている。ガイドラインでは、PT-INR 値が疾患における至適治療域にコントロールされており、かつ適切な止血処置が行われれば、ワルファリン継続下に抜歯可能とされているので、抜歯前に必ず PT-INR を測定する。可能であれば当日の PT-INR 値、少なくとも 72 時間以内の値を確認する。

C. 歯周治療

歯周治療に関しては、エビデンスレベルは低いが PT-INR 値が 2.5 未満なら、ワルファリン継続下に歯周ポケット測定、SRP（スケーリング・ルートプレーニング）、歯周ポケット搔爬術、小範囲の歯肉剝離搔爬術は可能である。

D. 服用時間の確認

DOAC は、血中濃度のピークが約 1 ～ 4 時間前後と早いのですぐに効き、半減期が短いのですぐ効果がなくなるのが特徴である。そのため、DOAC 中断は脳梗塞などを起こすリスクがワルファリンより高いとされているので、継続したまま抜歯を行うのが望ましい。特に注意するべきことは、DOAC の血中濃度のピークを避けて抜歯を行うことである。DOAC には 1 日 1 回と 2 回服用する薬があるので、必ず患者に服用時間を聞く。ガイドラインでは、内服 6 時間以降に抜歯を行うことを勧めている。

②局所止血処置

抗血栓薬継続下で抜歯を行なう際には、確実な局所止血処置を行う。

抜歯窩に吸収性ゼラチンスポンジあるいは酸化セルロース綿などの局所止血薬を塡入、創縁を縫合し、ガーゼによる圧迫止血を通常より長めに行う。肝機能障害や血小板減少症など出血傾向のある患者では、止血シーネや歯周パックなども準備する。

③患者への説明

抗血栓薬継続下に手術を行った場合、顔面皮膚に内出血斑（青あざ）をきたす可能性があることをあらかじめ患者に説明し、心配ないことを話す。

④抗菌薬や鎮痛薬

抗菌薬や NSAIDs は、抗血栓薬と相互作用があり出血をきたす可能があるので注意する。

⑤止血困難な場合

局所止血処置にて止血困難な場合は、プロトロンビン時間、活性化部分トロンボプラスチン時間、PT-INR の測定を行い、抗血栓薬の作用以外にも出血傾向をきたす原因（血圧上昇、血小板減少、肝機能障害、抗菌薬や鎮痛薬などの併用薬の影響）がないか精査する。これら検査値が高値で、最終的に抗血栓薬の作用を拮抗させないと止血が得られないと判断された場合には、医師との連携のうえで、抗血栓薬の減量～中止や中和剤の投与などの全身的止血処置を行う。

（矢郷　香）

6 │ BP、抗 RANKL 抗体製剤

1 MRONJ の臨床症状と歯科の対応

骨は常に新陳代謝が行われている（骨代謝）。古くなった骨は**破骨細胞**により吸収され、その後、新しい骨を作る骨芽細胞によって形成される。

ビスフォスフォネート（BP）製剤や**抗 RANKL**（receptor activator of nuclear factor κ B ligand）**抗体デノスマブ製剤**は、この破骨細胞を抑制し、骨吸収を抑制する薬（**骨吸収抑制薬**）である。**骨粗鬆症やがんの骨転移**の治療など、広く用いられている。

また、**血管新生阻害薬**は、血管から新たな血管の枝が分岐して血管網を構築することを抑制する薬で、主にがん治療に用いられる。

これらの薬剤に関連する骨壊死・骨髄炎が明らかになってきた（**薬剤関連顎骨壊死** medication-related osteonecrosis of the jaw；**MRONJ**）。MRONJ の発生頻度はまれではあるが、発生すると、生活の質が低下したり、がんや骨粗鬆症の治療に影響したりすることがある。MRONJ の診断や治療は、歯科医師や歯科衛生士が重要な役割を担っている（**表4**）。また、骨露出を認めない場合にも、オトガイ部の知覚異常（Vincent 症状）や歯原性では説明できない痛み、歯槽骨の硬化、歯槽硬線の肥厚などがあれば、ステージ0を疑うこともある。

表4 MRONJ の診断基準

以下の3項目の診断基準を満たした場合に、MRONJ と診断する。
 1. 現在あるいは過去に骨吸収抑制薬か血管新生阻害薬による治療歴がある。
 2. 顎骨への放射線照射歴がなく、骨病変が顎骨へのがんの転移でない。
 3. 医療従事者が指摘してから8週間以上持続して、口腔・顎・顔面領域に骨露出を認める。または口腔内・外の瘻孔からプローブなどで触知される骨を8週間以上認める。
※ただし、ステージ0にはこの基準は適応されない。

MRONJ の発生メカニズムについては、骨代謝の回転抑制や免疫の抑制、軟組織への影響や血管新生抑制が考えられている（**表5**）。しかし今のところ、正確な MRONJ 発生メカニズムは明らかでなく、今後の検討が必要である。

表5 MRONJ の発症メカニズム

・骨代謝回転抑制作用
　　正常な骨代謝回転が行われず、骨のリモデリングが阻害
・免疫抑制作用
・軟組織への影響
　　上皮細胞のリモデリングおよび遊走抑制
・血管新生抑制作用
　　血管新生阻害、血管内皮細胞の増殖抑制作用で顎骨内の血管が消失

早期では骨の露出のみで無症状（ステージ1）だが、進行すると、排膿や疼痛を伴う（ステージ2）。さらに進行すると、頬骨や下顎下縁までの波及、口腔外への瘻孔（外歯瘻）や病的骨折を引き起こす（**図11**）。

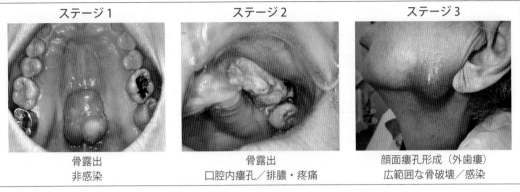

ステージ1	ステージ2	ステージ3
骨露出 非感染	骨露出 口腔内瘻孔／排膿・疼痛	顔面瘻孔形成（外歯瘻） 広範囲な骨破壊／感染

図11　MRONJ の各ステージ

MRONJ に対する歯科の対応は、ステージに沿って行う（**表6**）。MRONJ ステージ0・1では、局所洗浄や抗菌薬・鎮痛薬の投与などの保存療法を主体とする。ステージ2・3では、それらに加え、外科療法を考慮する。At risk category は、MRONJ は発生していないが、発生リスクのある状態である。口腔清掃状態の維持・向上に努め、口腔健康管理を徹底することで、MRONJ の予防を図る。口腔健康管理は、MRONJ の発生予防に有効とされている。リコールは非常に重要で、歯科衛生士の役割は重要である。

表6　MRONJ の治療

病期	治療
At risk category	患者の評価を行う 患者教育
ステージ0	鎮痛薬や抗菌薬投与により全身管理 洗口剤の使用
ステージ1	瘻孔や歯周ポケットに対する洗浄 局所的抗菌薬の塗布・注入
ステージ2	上記に加え、 鎮痛薬や抗菌薬による全身管理 難治例：複数の抗菌薬併用、長期抗菌薬療法、連続静注抗菌薬療法、 　　　　腐骨除去、壊死骨掻爬、顎骨切除
ステージ3	上記に加え、 腐骨除去、壊死骨掻爬、感染源となる骨露出／壊死骨内の歯の抜歯、 栄養補助剤や点滴による栄養維持、 壊死骨が広範囲に及ぶ場合、顎骨の辺縁切除や区域切除

※病期に関係なく、分離した腐骨片は非病変部の骨を露出させることなく除去。
※露出壊死骨内の症状のある歯は、抜歯を検討する。

歯科医師や歯科衛生士は、薬の作用や適応、利点やMRONJ 発生リスク、個々の患者への投与状態などを正確に理解し、患者に対し過度に MRONJ を恐れることなく、適切な歯科治療を行うことが強く望まれる。そして、最も重要なことは、MRONJ は予防できる疾患であるため、より密な医歯薬連携の構築にある。

2 MRONJ の名称

BP 製剤による ONJ をビスフォスフォネート関連顎骨壊死（bisphosphonate-related ONJ；BRONJ）、抗 RANKL 抗体デノスマブ製剤による ONJ をデノスマブ関連顎骨壊死（denosmab-related ONJ；DRONJ）と呼ばれる。さらに BP 製剤と抗 RANKL 抗体デノスマブ製剤を合わせ、**骨吸収抑制薬関連顎骨壊死**（anti-resorptive agents-related ONJ；**ARONJ**）、また、骨吸収抑制薬と血管新生阻害薬を合わせて MRONJ と呼ばれる（**図 12**）。詳細は第 3 章 2 節 4「BP、抗 RANKL 抗体製剤」p.142 を参照。

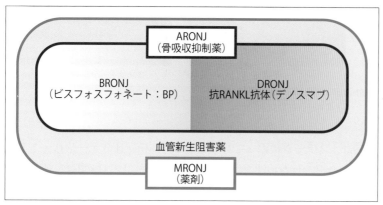

図 12　薬剤関連顎骨壊死の名称

3 BP 製剤の種類と骨吸収抑制作用

BP は構造により、第一世代（エチドロネートなど）、第二世代（パミドロネート、アレンドロネート、イバンドロネートなど）、第三世代（ミノドロネート、リセドロネート、ゾレドロネートなど）に分類される。世代があがるにつれて、骨吸収抑制作用が強まる。

BP は骨に沈着し、長期に残存する。骨に沈着した BP は、骨吸収により、骨の外に放出され、破骨細胞に取り込まれる。BP を取り込んだ破骨細胞は、アポトーシス（細胞死）を起こし、骨吸収を行う波状縁の抑制・プロトン産出が低下する。そのため、骨吸収が抑制される（**図 13**）。

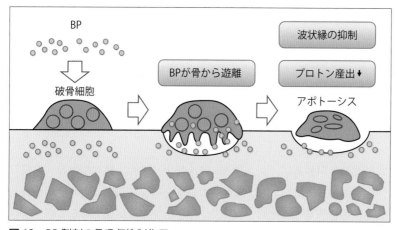

図 13　BP 製剤の骨吸収抑制作用

4 抗 RANKL 抗体の骨吸収抑制作用

RANKL は破骨細胞の分化・誘導に作用する重要な因子である。骨芽細胞が RANKL を産出し、前駆破骨細胞の RANK（受容体）に作用すると、破骨細胞へ分化・誘導が起こる。

抗 RANKL 抗体デノスマブは、この RANKL に作用することで、破骨細胞の分化・誘導を抑制する。そのため、骨吸収が抑制される（**図14**）。

デノスマブは、注射剤のみである。現在、わが国では、骨粗鬆症（プラリア®：60mg、6 カ月に 1 回）と多発性骨髄腫やがんの骨転移など（ランマーク®：120mg、1 カ月に 1 回）がある。注射剤であり、お薬手帳には書かれないため、医療面接が重要である。

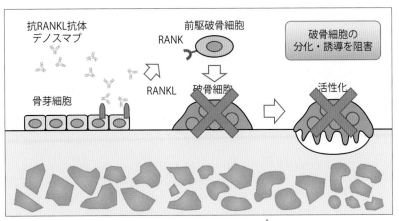

図14 抗 RANKL 抗体の骨吸収抑制作用

5 BP と抗 RANKL 抗体の骨吸収抑制機構の違い

BP と抗 RANKL 抗体デノスマブは、破骨細胞をターゲットにしているが、メカニズムが異なる。骨内に沈着する BP が骨吸収により、骨の外に放出され、破骨細胞が取り込むことで、アポトーシスを起こし、骨吸収が抑制される。また、BP は、軟組織や血管への影響を及ぼす。一方、抗 RANKL 抗体デノスマブは、RANKL を抑制することで、破骨細胞の分化・誘導を抑制し、骨吸収を抑制する。骨吸収抑制薬の作用により、骨代謝が低下し、感染などを引き金に、MRONJ が発生する。

（柴原孝彦、森川貴迪）

【1章3節　参考文献】

2項「抗腫瘍薬による粘膜炎」～3項「放射線治療による粘膜炎」

1）日本有病者歯科医療学会編：有病者歯科学. 永末書店, 京都, 2018.
2）有害事象共通用語基準　CTCAE　v5.0 日本語版　JCOG 版, 2018, <http://www.jcog.jp/doctor/tool/CTCAEv5J_20180730_v21_0.pdf>（2019 年 9 月 11 日アクセス）
3）加藤健吾, 松浦一登：化学放射線療法に対する栄養管理・口腔ケア. 耳鼻と臨 59（補 1）：S8-S13, 2013.
4）加藤健吾, 松浦一登, 他：化学放射線療法を行う頭頸部がん患者を対象とするクリニカルパスを用いた疼痛管理法有効性／安全性評価試験. 頭頸部癌　37：153-157, 2011.
5）今村貴子, 山本未陶, 他：造血細胞移植前の専門的口腔ケア介入と口腔粘膜障害の重症度との関連について. 日造血細胞移植会誌 4：20-30, 2015.

4項「菌交代現象とは（カンジダ）」

6）吉田眞一，他編：戸田新細菌学．Ⅰ-7 化学療法，Ⅱ-10 常在細菌叢，南山堂，東京，2013.

7）上川善昭編著：チェアーサイドの口腔カンジダ症ガイドブック，デンタルダイヤモンド社，東京，2013.

8）中川洋一，他：臨床・介護ですぐ対応，知っておきたい！口腔カンジダ症．永末書店，東京，2013.

9）日本歯科薬物療法学会口腔カンジダ症薬物療法ガイドライン制定委員会編：口腔カンジダ症薬物療法の指針 - 治療とケアに役立つ基礎と臨床 -．医歯薬出版，東京，2016.

5項「抗血栓療法と歯科治療」

10）日本有病者歯科医療学会，他編：科学的根拠に基づく抗血栓療法患者の抜歯に関するガイドライン 2015 年改訂版．第 1 版，学術社，東京，2015.

11）矢郷　香，他：抗血栓療法患者の抜歯―臨床 Q & A．第 1 版，医学情報社，東京，2008.

12）窓岩清治：抗血栓薬　総論．Medicina 52：2306-2311，2015.

6項「BP、抗 RANKL 抗体」

13）日本有病者歯科医療学会編：有病者歯科学．永末書店，京都，2018.

14）骨吸収抑制薬関連顎骨壊死の病態と管理：顎骨壊死検討委員会ポジションペーパー 2016；顎骨壊死検討委員会．日本口腔外科学会．<https://www.jsoms.or.jp/medical/wp-content/uploads/2015/08/position_paper2016.pdf>（2019 年 12 月 4 日アクセス）

15）森川貴迪，柴原孝彦：BRONJ・ARONJ・MRONJ の現状と課題．日歯医師会誌 69：977-986，2017.

16）金子明寛，富野康日己，他：歯科における薬の使い方．2019-2022．デンタルダイヤモンド社，東京，2018.

17）骨粗鬆症の予防と治療ガイドライン作成委員会（日本骨粗鬆症学会，日本骨代謝学会）編集：骨粗鬆症の予防と治療ガイドライン 2015 年版，ライフサイエンス出版，東京，2015.

18）柴原孝彦，岸本裕充，他：薬剤・ビスフォスフォネート関連顎骨壊死 MRONJ・BRONJ 最新 米国口腔顎顔面外科学会と本邦の予防・診断・治療の指針．クインテッセンス出版，東京，2016.

第2章

有病者管理の基本

1. 高齢者・妊産婦・障害者・要介護者の治療の基礎
2. 医療面接

1 高齢者・妊産婦・障害者・要介護者の治療の基礎

1 治療環境

高齢者・妊産婦・障害者・要介護者を診療するうえで、必要な体制や設備などについて述べる。

- これらの患者では、緊張が全身状態（循環動態や呼吸動態等）に影響しやすいことも考えられ、リラックスできるような雰囲気が作れるとよい。
- 診療台への移動をスムーズにするため、診療室内の段差や障害物はできるだけなくす。車いすやリクライニングチェアーに座ったまま診療が可能なスペースやライト・切削機器等の配置であると対応しやすい（図1）。
- ADL（activities of daily living：日常生活動作）の低下している患者では、診療台への移乗に介助が必要な場合、もしくは全介助の場合もあり、診療台の周囲の環境を考慮した、診療室ごとの介助の手技を習得しておくことが望ましい。

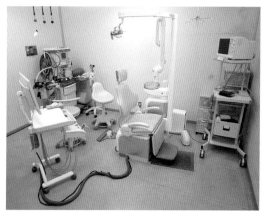

図1　キャビネット型のユニット
キャビネット型は自由度が高く患者の移乗が行いやすい。また、リクライニングチェアーに座ったままの診療にも対応しやすい。

・障害者などでは不随意運動（意図しない体の動き）や突発的な行動をとる場合があり、患者の手の届くところには、危険なものは置かないように整理しておく。また、やむをえず身体の抑制が必要な場合もあるため、レストレーナーや開口器が必要である（**図2**）。

・抑制することにより、患者の全身状態が把握できず、かえって危険な場合もあるため、一般歯科医院では対応が困難な場合は、これらの患者に対する治療に熟知しており、鎮静法や全身麻酔といった、薬物による全身管理も可能な病院歯科や大学病院などへ紹介ができる体制を備えておく。日頃から連携がとれていれば緊急時の紹介等もスムーズと考えられる。

・患者の全身状態を把握するために、バイタルサインを適切に計測、評価できる必要がある。血圧計や経皮的動脈血酸素飽和度（SpO_2）の測定機器（パルスオキシメーター）、心電計は備えて、使用方法を習熟しておく必要がある（**図3**）。

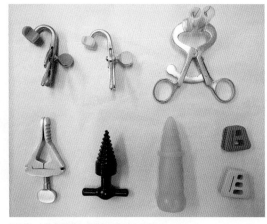

図2　各種開口器とバイトブロック
さまざまな種類の開口器やバイトブロックがあり、患者によって使用しやすいものを探すとよい。

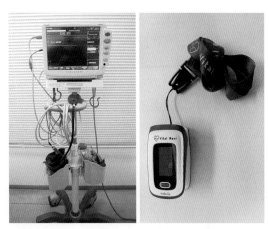

図3　血圧計・心電計・パルスオキシメーター

・患者の急変に対する初期対応ができる、およびその後の高次医療機関への引き継ぎが適切に行える体制を整えておく。また、歯科医師および歯科衛生士を含めたスタッフとともに緊急時の対応の訓練を日頃から行い、**一次救命処置**（basic life support；BLS）の具体的手技を習得しておく。酸素投与の機器や救急カート、AED（automated external defibrillator：自動体外式除細動器）を備えておくことが望ましい（**図4**）。

・口腔機能や嚥下機能が低下している可能性もあるため、口腔内で使用するファイル・リーマー類やコットン・ガーゼには紐をつけて、容易に口腔外に取り出せるように準備する（**図5**）。また、使用する材料の数は、処置開始前と終了時に一致していることを確認する。器具や薬剤の誤飲、誤嚥予防にラバーダムの使用が有効な場合もある。上顎義歯の印象に際しては印象材の咽頭への流れ込みに対して硬めに練和するなどの配慮が必要となる。

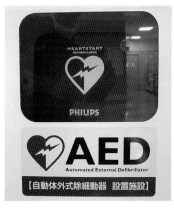

図4　AED（automated external defibrillator：自動体外式除細動器）

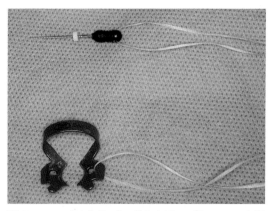

図5　ファイルとラバーダムクランプにフロスを通している

- 誤飲や誤嚥に対する対応を常に考える。異物の取り出しを想定してマギール鉗子等を準備する。また、吸引器の不動作を考えて、予備の吸引器を準備する。誤飲や誤嚥が疑われる場合は、専門医療機関へ紹介する体制を整えておく。
- 歯科衛生士や歯科助手等のスタッフが治療後の片付けを行うことも多いが、治療時以外にも針刺し等の事故が起こることも少なくない。針刺し等の事故時の対応も整備しておく。
- 病院歯科や専門施設では、一般歯科医院では対応が困難な患者の管理を行うため、鎮静法や全身麻酔が可能な施設もある。そのような施設では、さまざまな全身状態の患者に対応するため、ストレッチャーやベッドも入れる診療室が設計されていることもある。

2 ｜ 患者の体位

　一般的には、効率的でよりよい治療を行うためには、術者が歯科診療を行いやすい診療台の高さや背板の傾き、患者の姿勢と頭位であることが基本である。しかし、以下のような場合には歯科治療の行いやすさよりも優先して患者の体位を決定しなければならない。

- 気管切開孔がある患者では、カニューレの種類や永久気管孔であるかなどを把握する。同部位を圧迫、閉塞してはならない。**在宅酸素療法**（home oxygen therapy；**HOT**）を行っている患者では、酸素投与を継続下に治療を行う必要があるため、携帯用酸素ボンベ等を置く位置や鼻カニューレのキンク（KINK：折れ曲がりやよじれ）がないように配慮が必要である。また、酸素投与中は火気の使用には注意が必要である（図6）。
- 嚥下機能が低下している患者の場合、誤嚥を起こさせないように注意する。頭部後屈は誤嚥を起こしやすい。
- 頸椎疾患による頸部の屈曲や、回旋の制限があればこれを守る。脊椎や関節の疾患等で運動制限や体位に制限が

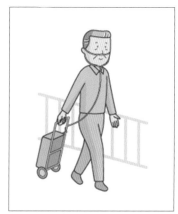

図6　HOT中患者
携帯用酸素ボンベ等を持っている。

ある場合は、痛みを感じさせない程度に背板を倒したり、背中や腰の下にバスタオルや枕を敷くなどにより、患者の苦痛をできるだけ少なくすることが必要である。

・麻痺がある場合は、麻痺側の四肢が圧迫されていないか等注意が必要である。

・妊娠後期の妊婦は、仰臥位を数分続けると**仰臥位低血圧症候群**（妊娠末期の妊婦が仰臥位になった際、妊娠子宮が脊柱の右側を上行する下大静脈を圧迫し、それにより右心房への静脈還流量が減少するため、心拍出量が減少し低血圧、頻脈、悪心、冷汗、呼吸困難、ショックなどを起こす）が生じる。左側臥位にすると生じにくい（**図7**）。

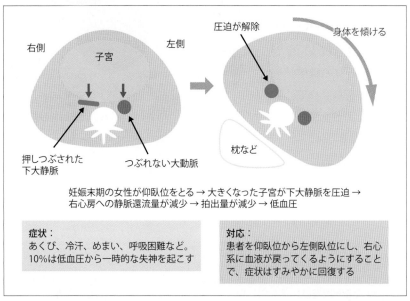

図7　妊婦診察時の体位

・体位や移動に制限があり、車いすのままで治療を行う場合には、車いすに設置可能なヘッドレストの使用やリクライニング可能な車いすなどが頭部を安定させられるため便利である。ベッドで臥位のまま治療を行う場合は、ヘッドボードを外し、患者をベッドの頭側へ移動させ、術者は患者の頭側（0時の位置）へ立つと診察しやすい。

・非協力的な障害者や認知症患者の治療の際には、家族にインフォームドコンセントを行ったうえで、診療台でバスタオルやレストレーナー等を用いた身体の抑制を行うこともある。治療中に急な頭位の変換があると危険なため、介助者は頭部をしっかり固定する必要がある。しかし、身体抑制を行う場合は、治療にあたっている者全員が口腔内のみに集中してはならず、患者の意識や気道確保、頭部を固定する際には眼を圧迫していないか、四肢の位置、胸腹部の圧迫を避けるなど、抑制されている患者全体を把握し安全に努めなくてはならない。なお、このような患者では、鎮静法や全身麻酔を適用することで、より安全に治療が遂行できることもある。

3 チーム医療

近年、医療の質や安全性の向上および高度化・複雑化に伴う業務の増大に対応するため、多種多様なスタッフが各々の高い専門性を前提とし、目的と情報を共有し、業務を分担するとともに互いに連携・補完しあい、患者の状況に的確に対応した医療を提供する「チーム医療」がさまざまな医療現場で実践されている。それぞれの職種がその得意とするところをもち寄って、よりよい医療を患者に提供する**患者中心の医療**が必要である（**図8**）。

歯科医師・歯科衛生士が関わっているチームの例を以下に示す（**表1**）。

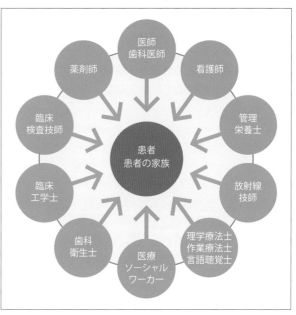

図8　チーム医療のイメージ図

表1　歯科が参画しているチームの例

	チームの役割	歯科医師・歯科衛生士の役割
栄養サポートチーム（nutrition support team；NST）	栄養障害の状態にある患者またはそのハイリスク患者すべてに対して、必要なときに必要な対応を専門職種が行う。	口腔機能に問題のある患者の口腔内の疾患および口腔機能評価・診断を実施。口腔内清掃状態のチェック。義歯、咬合状態の評価、口腔ケアチームへの橋渡し。経口摂取を可能にするために、食べられる口づくりを目指す。
口腔ケアチーム	口腔衛生処置が必要な患者に多職種と連携し、口腔衛生管理を行う。	患者・家族・病棟スタッフに口腔の衛生指導を行う。必要に応じて、スケーリングなどの口腔衛生管理を行う。
緩和ケアチーム	がんなどの生命を脅かす疾患を抱えた患者、またはその家族に対して、疾病によるトータルペインの軽減を行う。緩和ケアチームの活動は、主治医の治療と併行して行われ、さまざまな苦痛が取り除かれることで、治療をうける患者が自分らしい生き方を選択するための一助となるようにする。	全身状態の悪化やセルフケア困難な状況から起こる口腔内のトラブルによる苦痛を軽減する。「食べる楽しみ」を維持させ、サポートする。
摂食嚥下チーム	嚥下機能、栄養状態、食事の状態、口の中の衛生状態をチェック・評価し、他の専門職との連携により治療や訓練をすることで、食べる機能の回復や誤嚥性肺炎を予防する。	摂食嚥下機能にかかわる歯科疾患を含めた口腔機能を評価・診断し、機能回復に必要な歯科治療を行い、摂食機能訓練、口腔機能向上訓練、口腔のケアを実施する。
呼吸サポートチーム	人工呼吸器装着患者や酸素療法を行っている患者の管理や人工呼吸器からの早期離脱、質の高いケアの提供を行う。	人工呼吸関連肺炎（ventilator-associated pneumonia；VAP）予防や酸素療法中患者の口腔内のトラブル予防のために専門的口腔衛生処置を行う。

（芝辻豪士、足立了平）

2 医療面接

　歯科医療において、診療の始めに**医療面接**が行われる。**初診時**には、**主訴**、**現病歴**、**既往歴**、**家族歴**、**患者背景**について聴取する。また再診時にも前回診療から現在までの経過や受診時の状態について情報を収集する。

　初診時では、**歯科医療従事者**すべてが初対面であることが多いが、その時点で患者と十分なコミュニケーションを取ることが求められる。患者は病態や医療施設に対する不安をもって受診している。歯科医療従事者は患者が安心できるように、身だしなみや言葉遣いなど一般的マナーを大切にし、豊かな心で接する。そして患者の**性格**、**生活環境**、**社会状況**などを聴き取りながら、治療に関する**情報の収集（病歴聴取）**を進めていく。そうすることによって、正確で詳細な情報がスムーズに得られる。特に、非言語的メッセージ（顔の表情、アイコンタクト、うなずき、ジェスチャーなど）や相づち、沈黙などを用いて、対象者が話している間は記録への記載は止め、対象者に向かい、対象者の話の腰を途中で折らないように配慮する。このような正しい姿勢で対象者の話を傾聴し、そして受容することで、患者が安心感を得てみずから話ができるように努める。

　医療面接では、系統的に網羅的に問題点を洗い出す必要がある[1]。歯科衛生士は、待合室から歯科ユニットに誘導するなど、診療開始前から患者に接することがある。また、対象者の抱えている問題を明確にし、問題の解決方法を計画し、介入していくために必要な一連の思考と行動のプロセスである「**歯科衛生過程**」における歯科衛生アセスメントで情報を収集するのにも、十分なラポールが得られるように、コミュニケーションを行うことが必要である[2,3]。質問の際には「**開かれた質問（open question）**」により、対象者の自発的な発言から多くの情報を得るようにする（**表1**）。

　歯科衛生士は、**歯科診療補助**や**歯科予防処置**、**個別歯科保健指導**を行う際には、対象者の背景を十分に把握しておくことが必要である。

表1　医療面接の過程

①医療者と患者の信頼関係の確立（ラポールの形成）
②患者からの必要な情報の入手
③患者に対して治療効果を高めるための説明・教育

（酒巻裕之）

1 常用薬、アレルギー歴

1 常用薬

　常用薬については、内服薬のほか吸入薬、注射薬、外用薬などの使用についても確認する。

　情報収集にあたっては、薬物の適応となる基礎疾患に加え、薬物が歯科治療に及ぼす影響、歯科で用いる薬剤や材料との併用による影響などを考慮し、薬物の種類、使用期間、使用量、使用状況などについて聴取し記録する（**表2**）。また、口頭での聞き取りに加え、**お薬手帳**や**薬剤情**

報提供書などで確認することも必要である。複数の疾患をもつ場合や高齢者などでは、お薬手帳を確認することで、患者から申告のあった疾患以外の病態や治療の有無に関する情報が得られることもあり、お薬手帳の確認は重要である。注射薬の場合はお薬手帳からだけでは見逃す場合があるので注意する。

　患者から正確な情報が得られない場合は、かかりつけ医に問い合わせを行うことも必要となる。また、常用薬の使用に変更があった場合は申告してもらうよう説明する。

表2　常用薬についての確認内容

薬物の種類	どのような疾患に対して処方されているか
使用開始時期	継続して使用しているか
使用期間	時期や季節による使用状況の変化
使用量の変化	使用量の増減や使用回数の変化とその理由
種類の変化	新たな薬剤が追加または変更されていないか
使用状況	怠薬、指示通りの服用が行われているか
	必要があれば家族や介護者、医療機関に確認
有害反応の有無	有害反応の有無のほか、有害反応への対応など

　降圧薬、抗不整脈薬、抗血栓薬（抗血小板薬、抗凝固薬）などの循環器用剤や血糖降下薬、副腎皮質ステロイド薬、骨粗鬆症治療薬、抗がん薬、免疫抑制薬、抗精神薬、抗アレルギー薬などは、基礎疾患に配慮するとともに歯科治療への影響を考慮し情報収集を行う（表3）[7,8]。

表3　常用薬と歯科治療との関連

薬物	考慮すべき注意点
降圧薬、抗不整脈薬	治療中のバイタルサインへの影響、歯肉肥厚など
抗血栓薬	出血傾向、脳卒中後遺症など
血糖降下薬	糖尿病コントロール状態、易感染性、低血糖など
副腎皮質ステロイド薬	易感染性、治癒不全、消化性潰瘍、骨粗鬆症など
骨粗鬆症治療薬	骨吸収抑制薬（BP製剤やデノスマブなど）による顎骨壊死の発生
抗がん薬、免疫抑制薬	易感染性、治癒不全、口腔粘膜疾患など
抗うつ薬、抗精神病薬	精神状態、アドレナリン添加2%リドカイン塩酸塩との相互作用
抗てんかん薬	歯肉肥厚、治療中のてんかん発作など

2　アレルギー歴

　歯科治療ではさまざまな薬物や材料が用いられるため、アレルギー歴についての聴取は重要である。特に抗菌薬やNSAIDs、ヨード製剤などの薬物、食物、ラテックスなどの材料、喘息、花粉症、金属類などについて確認しておく（表4）。お薬手帳がある場合は、アレルギー歴や有害反応情報が記載された欄があるため、記載内容について確認しておくとよい。

　アレルギーの原因だけでなく、そのときの症状やどのような対応が行われたかについても聴取

する。歯科臨床で最も頻用されるリドカインによるアナフィラキシー反応の発生頻度はきわめて少ないとされており、患者が局所麻酔時の血管迷走神経反射で生じた気分不快などの症状をアレルギーと思い込んでいる場合もあるため、発現時の状況や対応について詳細に確認し、アレルギーとほかの全身的偶発症との鑑別を行う[9]。

アレルギーの既往を有する患者では、専門機関によるアレルギー検査（**表5**）を行っている場合もあるため、検査の有無やその結果などについても確認しておく。

表4　確認すべきアレルギー歴

薬物	抗菌薬、NSAIDs、局所麻酔薬、造影剤、ワクチンなど
食物	フルーツ、果実、牛乳など
材料	ラテックス製品
アレルギー性疾患	喘息、鼻炎（花粉症）、結膜炎、アトピー性皮膚炎など
その他	金属類、接触性皮膚炎、添加物、染毛剤など

表5　アレルギー検査

・皮膚プリックテスト
・特異的 IgE 検査
・アレルギー負荷試験（チャレンジテスト）
・肥満細胞トリプターゼ

（山口秀紀）

2 既往歴

既往歴とは、出生以後にかかった病気の経過の情報である。どのような病気にかかったのか、その病気にかかった時期や治療法、治療後の経過について情報を得る（**表6**）。

歯科医療では一般に、**全身的（医科的）既往歴**と、**局所的（歯科的）既往歴**に分けて整理される。

表6　特に注意すべき全身疾患

中枢神経系		迷走神経反射
循環器系疾患*	心血管系	高血圧、不整脈、狭心症、急性心筋梗塞、心不全、その他
	脳血管系	脳梗塞、脳出血
血液・凝固系疾患		白血病、血小板減少症
代謝・内分泌系疾患		肝硬変、肝炎、糖尿病、甲状腺疾患
呼吸器系疾患		気管支喘息、肺炎
消化器系疾患		消化管手術後、胃潰瘍、十二指腸潰瘍
泌尿器系疾患		腎不全
その他		甲状腺機能亢進症、橋本病、薬物・金属アレルギー、Parkinson 病、過換気症候群、骨粗鬆症・悪性腫瘍の骨転移（BP 製剤による顎骨壊死）、てんかん、STD、神経性神学的疾患（心身症等）

* 近年は抗血栓療法が行われるようになり、新薬の登場などもあり注意が必要である。

1 全身的（医科的）既往歴

　全身的(医科的)既往歴では、歯科領域以外の過去に罹患した全身的な疾患について、病名、入院・手術の有無、予後、現在通院中の医療機関名・担当医名（処置の可否について問い合わせをする際必要）、服薬名（お薬手帳などを活用する）などについて記録する。

　口腔領域の疾患と密接に関連する疾患で、その診断の根拠となるような場合、外科的処置を要する場合には、その治療方法の決定や予後判定に関連し、治療に際して併発症・事故防止等に重要であるので、よく聴取することが必要である。

　また、全身疾患に関する知識（病名、病態、治療法、治療薬剤等）があると、既往歴を十分に聴取することが可能となるとともに、特に診療補助や歯科予防処置における歯科衛生業務を行う際、全身管理の対処に協働できることになる。

2 局所的（歯科的）既往歴

　局所的（歯科的）既往歴では、少なくとも局所麻酔、抜歯の経験とそのときの異常の有無について医療面接を行う必要がある。**ショック、術後出血**その他の不快事項の既往があれば、予防対策を立てる根拠となる。そして、これらの事項について異常のない場合にも、「2年前、抜歯経験あり：異常なし」というように、必ず**陰性所見**を把握しておく。

3 問診票について

　医療面接の時間的制約や、言いづらいことも書くことができる患者心理を考慮して**問診票**（interview sheet）等の調査用紙を用意する医療機関が多い。問診票は医療面接を補うものであり、内容的には、既往歴を中心としたもの、現病を中心としたもの等、さまざまである。

　医療面接は問診票を中心に行うことが多いが、患者が必ずしも自身の**疾患名**や**病状**を正確に把握しているとは限らない。特に高齢者では複数の疾患の治療を受け、数種類の薬物を服用しており、情報が不十分、不正確であることがある。その際には、**疾患名**、**重症度**、**治療内容**を記載した**診療情報提供書**を求めて確認することが求められる。

3 ｜ 家族歴

　家族歴（family history）とは、患者の両親、祖父母、兄弟姉妹、子女その他の親族について、それぞれの死因、現在あるいは過去に罹患した重篤疾患の有無の情報をいう。この項目は**遺伝性疾患**、**糖尿病**、**高血圧**など**生活習慣病**のうちには遺伝的、体質関係の深い疾患も多い。また、感染症についても注意を要し、患者の背景を知る一助となる。

　歯科領域においては、家族歴の聴取には以下の2つの意義がある。

　①口腔領域に現れた遺伝性疾患の診断

　②遺伝、体質的関係の深い全身疾患の診断（感染症を含む）

が考えられる。奇形、歯列不正、出血素因（血友病）などの場合には遺伝を疑う。先天梅毒（Hutchinson 歯）、後天性免疫不全症候群（AIDS、網状白板症）、感染症（B 型肝炎、C 型肝炎）などの疑いがあるときは、患者の立場や心理的状態を十分に考慮して、特に慎重に対応する。場合によっては医療面接の場所や歯科医療従事者のかかわりについて配慮する。

　また、神経症、心身症などの愁訴が歯科領域にも認められることがあるので、これらの診断には家族構成、およびそれぞれの状態を聴取することが重要である。近親者の死亡、別離、失業、子弟の進学や結婚などの発症因子を把握できることがある。

　このような情報は、対象者が医療面接において安心感を得てみずから話ができるようになって初めて得ることができる情報である。歯科医師が医療面接を行っている際にも十分な情報が得られるように、歯科衛生士は環境の調整をしたり、患者の支援をしたりする。

4 ｜ 患者背景（生活習慣、喫煙歴、社会歴）

　患者背景として、**生活習慣**、**喫煙歴**、**社会歴**を聴取し、生活習慣病などに罹患しているかどうかを確認することなどが、今後の歯科治療方針を決めるうえで重要となる。脳血管障害、悪性腫瘍、心疾患、糖尿病、痛風などの慢性疾患等は、加齢すれば必ず罹患するのではなく、生活習慣の改善により予防しうる疾患である「生活習慣病」といわれるようになった。

1 生活習慣

　日常生活の活動性の質問項目として、**運動習慣**、**喫煙習慣**、**飲酒習慣**、高齢者では**生活機能評価項目**を質問する。その回答の中には、具体的に表現されている事実と、内容の底に流れ、背景の枠組みを形作るもう一つの意味（プロセス）を収集する。

①喫煙歴

　「喫煙とタバコ煙」に対する評価を**表7**に示す。

　喫煙が原因といい切れる循環器疾患については、症状や発病する前の段階の病変である動脈硬化・冠状動脈疾患、脳卒中、腹部大動脈瘤がある。また、基礎的疾患がない場合でも、喫煙は肺炎を含む急性の呼吸器疾患を引き起こす原因となる。成人において主要な呼吸器症状すべて（咳、痰、ぜいぜい、息切れなど）を引き起す。喫煙により喘息のコントロールを悪化させる。タバコを吸うと交感神経を刺激して血糖を上昇させるだけでなく、体内のインスリンの働きを妨げる作用があり、そのため糖尿病にかかりやすくなる。さらに喫煙は歯周炎の**増悪因子**である[7]。

表7 「喫煙とたばこ煙」に対する評価

がん種	喫煙の影響	
	因果関係の有無	期間・本数などによる影響
口腔	◎	○
鼻腔と副鼻腔	◎	○
上咽頭	◎	○
中咽頭と下咽頭	◎	○
食道	◎	○
胃	◎	○
大腸（結腸・直腸）	＊	
肝臓	◎	○
膵臓	◎	○
喉頭	◎	
肺	○	○
女性乳房	―	
子宮頸部	◎	○
子宮体部	―	
前立腺	＊	
尿路	◎	
白血病	◎（骨髄性）	○

関連の有無
　◎：因果関係がある
　○：リスク上昇と関連がある
　＊：関連があると判断できない
　―：関連がない
期間・本数などによる影響
　○：期間が長い、本数が多いほどリスクが高い
　空白：記載なし
（国際がん研究機関：ヒトへの発がんリスク評価モノグラフ第83巻. 2002. より引用改変）

②社会歴

　広く患者背景について聴取する。しかし、こういった事柄を尋ねるときには、非常にプライベートなものとみなされる内容であり、聴取には注意を要する。

　現在の疾患に対して、患者自身だけではなく、**家族の考え方・希望**について聞いておくことが、症例においては必要なことがある。特に悪性腫瘍の治療や、自費診療が必要な場合などである。疾患により異なるが、「歯を残したい（抜歯はしたくない）」「手術はしたくない（痛いことはしたくない）」「薬で治したい、入院はしたくない」「通院で治療したい、保険で治療したい」「自費診療で治療したい」等のほかに、「どのような病気なのか知りたい（診断してもらいたい）」「治療期間はどのくらいかかるか」「予後はどうか」「自費診療の場合はどのくらいかかるのか」などが考えられる。

　患者がプライベートな内容について話す場合、医師や歯科医師ではなく、歯科衛生士を含む保健医療従事者に話すことがある。この場合は、前述した態度で**傾聴・受容**し、記録するとともに、担当歯科医師に報告して情報の共有を図る。

5 | 診療情報提供書の読み方

　診療情報提供書は、別の医療機関での診療の必要を認め、これに対して、患者の紹介を行う際に、患者の同意を得て添える、診療状況を示す文書である。これは**紹介状**と同意といえる。また、医療面接で得た既往歴に関する詳しい情報について医療機関に問い合わせる**照会状**がある[8,9]。

　歯科衛生士は、ほかの医療機関からの診療情報提供書（紹介状／照会状）の内容を確認し、診療補助や歯科衛生過程における情報収集に活用する。

1 紹介状に対する返書の読み方

　紹介状の**返書**について、依頼した疾患に対する治療法、経過、現状、ならびに今後の処置の依頼内容が記載されている。この返書から、紹介先における医療機関において、患者がどのような治療を受け、現在の状態、今後の必要な管理などについて具体的に確認できる。歯科衛生士にとって、これらの情報が診療補助を行ううえで参考資料となるだけではなく、新たな歯科衛生過程の情報収集における情報源の一つになり、歯科衛生アセスメントに活用できる。

2 照会状に対する返書の読み方

　照会状には、歯科診療における**予定処置・手術**について、処置内容、予定日時、処置時間、**侵襲の程度、予定出血量、局所麻酔薬使用の有無、使用時の種類・使用量、血管収縮薬とその量**、歯科における投与予定の**抗菌薬、鎮痛薬**など薬物、**応急処置**等の情報を添えた照会状に対して、その返書には、照会する医療機機関で治療されている疾患について、正確な**疾患名、治療内容**、経過、現在の状態や治療方法、今後の方針、歯科治療や局所麻酔や血管収縮薬に対する注意事項等の内容が含められる。これらの内容から、歯科医師が処置方針を検討して、患者に治療方針などを説明し、**インフォームド・コンセント**を得る。その内容に応じて、歯科衛生士は歯科治療の器材準備に加えて、全身的管理に必要な器材や薬剤の準備を行う。

3 歯科衛生士の役割

　❶および❷の返書の内容について歯科衛生士が十分に把握することは、歯科診療を円滑に進行するよう補助ができるとともに、**医療安全**にとっても重要である。患者の全身的に必要な管理法について、処置前に準備ができ、また**合併症や併発症**が生じやすいことを把握していると、合併症や併発症の**前駆症状**が出現したときや、合併症や併発症が生じた早い時期に気付くことができ、速やかに適切な処置を行うことに結びつく。このようなことから、合併症や併発症の発症を未然に防いだり、発症しても最小限に食い止めたりすることに寄与する。

　全身的既往歴に対して投与されている薬剤が確認できると、歯科で処方される薬剤との相互作用について確認をし、薬剤の**有害反応**が予測される場合、歯科医師に報告して**投薬の変更**を提案ができ、**医薬品安全管理**にも寄与する。

医科、歯科ともにそれぞれ身近な**専門職**（たとえば歯科領域では歯科医師、歯科衛生士、歯科技工士、医科領域では医師、看護師）のことはパートナーとして認識しているが、ほかの**医療専門職**（特に医科にとっての歯科医師、歯科衛生士、歯科技工士、あるいは歯科にとっての理学療法士、作業療法士、言語聴覚士、管理栄養士、社会福祉士）のことは「何を担う専門職か」さえ分からないことがある。そのためにチームとして多職種が協働する場合や、**医科歯科連携**を展開するに際して、互いに確認する事項は下記のとおりである[9]。

①"安心して口から食べられる"ことを共通目標として協働すること

②ほかの職種を知り、互いに理解できる**共通言語**をもち、互いに他専門職を尊重し、**信頼関係**を構築するなどの努力をすること

③**情報交換**と**カンファレンス**を大切にすること

④地域生活に至るまで継続的に**支援**すること

⑤**チーム**を大切にすること

（酒巻裕之）

【2章　参考文献】

1節「高齢者・妊産婦・障害者・要介護者の治療の基礎」

1) 日本有病者歯科医療学会編：有病者歯科学．永末書店，2018.
2) 全国歯科衛生士教育協議会監修：最新歯科衛生士教本 歯科診療補助論．第2版．医歯薬出版，東京，2017.
3) 厚生労働省：チーム医療推進のための基本的な考え方と実践的事例集．2011.

2節「医療面接」

4) 平賀正文：内科プライマリ・ケア医の知っておきたい"ミニマム知識" 外来診療における医療面接（medical interview）の工夫．日内会誌，97，202-204，2008.
5) 全国歯科衛生士教育協議会編：よくわかる歯科衛生過程．11-44，医歯薬出版，東京，2015.
6) 全国歯科衛生士教育協議会編：事例でわかる歯科衛生過程．1-8，医歯薬出版，東京，2019.
7) 日本有病者歯科医療学会編：有病者歯科学．永末書店，2018.
8) 藤井一維編集代表：歯科医院のための全身疾患医療面接ガイド．メディア，2013.
9) 武田慶子，一戸達也：局所麻酔薬アレルギーがあるという患者が来院しました．どんな検査を行えば良いでしょうか．歯科学報 113(4)：404-406，2013.
10) 国際がん研究機関：ヒトへの発がんリスク評価モノグラフ第83巻．2002.
11) 寺嶋 毅：診療情報提供書（紹介状・照会状）の書き方 ＜その1・医科から＞．日歯医師会誌 66：1183-1190，2014.
12) 日本リハビリテーション病院・施設協会 口腔リハビリテーション推進委員会：地域包括ケアを支える医科歯科連携実践マニュアル．82-87，三輪書店，東京，2014.

第3章

患者管理の各論

1. 全身管理に留意すべき疾患と歯科治療上必要な対応や留意点
2. 薬物による有害反応への歯科治療上必要な対応や留意点

1 全身管理に留意すべき疾患と歯科治療上必要な対応や留意点

1 循環器疾患

1 循環器の機能

①循環器の概観

　循環器系は心臓、血管系（動脈、静脈、毛細血管）、リンパ管系から構成される。循環器系は血液およびリンパ液を全身に循環させることで、酸素や栄養素の運搬、老廃物の回収を行っている。

②循環系のサイクル

　血液の循環には体循環（大循環）と肺循環（小循環）がある（図1）。体循環では酸素・栄養素の運搬のため、血液が心臓の各組織から全身の各組織に送られ、心臓に戻る（左心室→動脈系→各組織→静脈系→右心房）。肺循環では、ガス交換のため血液が心臓から肺に送られ、心臓に戻る（右心室→肺動脈→肺→肺静脈→左心房）。肺動脈では静脈血が、肺静脈では動脈血が流れる。

③心臓の内腔と弁

　心臓の中は、**右心房、右心室、左心房、左心室**の4つの内腔に分かれている。右心房と右心室との間に**三尖弁**、左心房と左心室の間に**僧帽弁**、右心室と肺動脈の間に**肺動脈弁**、左心室と大動脈の間に**大動脈弁**がある（第1章2節11「不整脈（期外収縮、徐脈、頻脈）」p.22　**図2**を参照）。

④興奮の伝導路

　心臓の中にはみずから活動電位を反復して発生させることのできる特殊な筋線維から連絡路があり、それらを総称して**刺激伝導系**という（詳細は第1章2節11「不整脈（期外収縮、徐脈、頻脈）」p.22　**図3**を参照）。

⑤心臓の壁の基本構造

　心臓の内側から、心内腔、心内膜、心筋、心外膜、心膜腔、壁側心膜、線維性心膜の順に並んでいる。

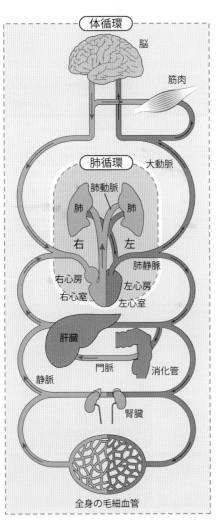

図1　体循環と肺循環
（小谷順一郎，砂田勝久編：新訂版　知りたいことがすぐわかる高齢者歯科医療−歯科医療につながる医学知識−. 36, 永末書店, 京都, 2017. より引用改変）

② 高血圧症

①血圧の定義

血圧とは一般に動脈の内圧を指す。心臓から拍出される血液の総量（心拍出量）と血液の流れにくさ（末梢血管抵抗）によって規定される。

②高血圧症

高血圧症とは通常2回以上の異なる外来診療下で座位安静下に測定された血圧で収縮期血圧が140mmHg以上、拡張期血圧が90mmHg以上のいずれかである場合をいう（**表1**）。血圧が高くなるほど脳心血管リスクは増大する（**表2**）。

表1　成人における血圧値の分類

分類	診察室血圧（mmHg）			家庭血圧（mmHg）		
	収縮期血圧		拡張期血圧	収縮期血圧		拡張期血圧
正常血圧	<120	かつ	<80	<115	かつ	<75
正常高値血圧	120-129	かつ	<80	115-124	かつ	<75
高値血圧	130-139	かつ／または	80-89	125-134	かつ／または	75-84
Ⅰ度高血圧	140-159	かつ／または	90-99	135-144	かつ／または	85-89
Ⅱ度高血圧	160-179	かつ／または	100-109	145-159	かつ／または	90-99
Ⅲ度高血圧	≧180	かつ／または	≧110	≧160	かつ／または	≧100
（孤立性）収縮期高血圧	≧140	かつ	<90	≧135	かつ	<85

（日本高血圧学会：高血圧治療ガイドライン 2019　より転載）

表2　診察室血圧に基づいた脳心血管病リスク層別化

リスク層　／　血圧分類	高値血症 130-139/80-89 mmHg	Ⅰ度高血圧 140-159/90-99 mmHg	Ⅱ度高血圧 160-179/100-109 mmHg	Ⅲ度高血圧 ≧ 180/≧ 110 mmHg
リスク第一層 予後影響因子がない	低リスク	低リスク	中等リスク	高リスク
リスク第二層 年齢（65歳以上）、男性、脂質異常症、喫煙のいずれかがある	中等リスク	中等リスク	高リスク	高リスク
リスク第三層 脳心血管病既往、非弁膜症性心房細動、糖尿病、蛋白尿のあるCKDのいずれか、または、リスク第二層の危険因子が3つ以上ある	高リスク	高リスク	高リスク	高リスク

JALS スコアと久山スコアより得られる絶対リスクを参考に、予後影響因子の組合せによる脳心血管病リスク層別化を行った。層別化で用いられている予後影響因子は、血圧、年齢（65歳以上）、男性、脂質異常症、喫煙、脳心血管病（脳出血、脳梗塞、心筋梗塞）の既往、非弁膜症性心房細動、糖尿病、蛋白尿のあるCKDである。
（日本高血圧学会：高血圧治療ガイドライン 2019　より転載）

③高血圧症のリスク

わが国における高血圧症に起因する死亡者数は年間 10 万人と推定され、喫煙に次いで多い。心血管病死亡の 50％、脳卒中罹患の 50％以上は高血圧症に起因するものと推定されている。

④原因疾患の有無による分類

高血圧症は成因によって、**本態性高血圧**（明らかな原因のない高血圧）と**二次性高血圧**（腎性高血圧、内分泌性高血圧など、原因疾患の症状としての高血圧）に分けられるが、90％は本態性高血圧である。高血圧の程度・服用している降圧薬の種類・量、心疾患の有無、脳・腎などの重要臓器障害の有無・糖尿病の有無を確認する。

⑤血圧測定による高血圧の分類

家庭血圧よりも診療室で血圧が高くなる**白衣高血圧**、あるいは逆に低くなる**仮面高血圧**もあり、注意が必要である。

⑥高血圧緊急症

高血圧の既往を有する患者の歯科治療時の併発症を防ぐために、血圧の変化の把握も重要だが、高血圧緊急症や高血圧性脳症などの症状の評価が重要である。高血圧緊急症は、高い高血圧とともに諸臓器の障害を示唆するものである。また、高血圧性脳症は、著しく高い高血圧と脳圧亢進の症状として、悪心、嘔吐、意識障害、痙攣、視力低下などの所見がみられる。両方とも、ただちに対処する必要がある。

A. 高血圧緊急症
- 著しい血圧上昇、さらに、高血圧により、脳、腎、心臓、網膜などの心血管系臓器に急性障害が生じる病態。ただちに降圧治療が必要である。
- 著しい血圧上昇（180/120mmHg 以上）を認める患者でも、多くの場合は臓器障害を伴わない、高血圧切迫症と呼ばれる状態である。
- 著しい血圧上昇を認める患者では、臓器障害を示唆する所見（胸痛、背部痛、呼吸困難、神経所見、痙攣、意識状態）を評価し、それらの所見を認める場合は、高血圧緊急症として対処する必要がある。

B. 高血圧性脳症
- 血管から液体成分が脳にしみだして、脳がむくみ、頭蓋骨の中の圧力がかかって、さまざまな症状が表れる。
- 普段から高血圧と診断されている人で、「220/110mmHg 以上」となることが多い。
- 高血圧性脳症でよくみられる症状は高血圧、悪心、嘔吐である。そのほかに意識障害、痙攣、視力低下なども起きることがある。

③ 虚血性心疾患（図2）

①狭心症

　冠血流の絶対的あるいは相対的低下により、心筋が一過性に虚血（血流不足）に陥ることにより生じる、特有な胸部不快感（狭心痛）を主症状とする臨床症候群。

　A. 発作発現様式からの分類
　　・**労作性狭心症**：運動したり、激しい動きをしたりするときに胸の痛みが生じる
　　・**安静時狭心症**：安静なときでも胸が痛くなるときがある
　B. 臨床経過からみた分類
　　・**安定狭心症**：一定以上の運動をすると発作が起こるもの
　　・**不安定狭心症**：2週間以内に新しく発症した狭心症・発作や頻度が悪化しているもの・安静時にも胸痛を生じるものの3症状があげられ、これらは急性心筋梗塞に移行しやすい狭心症である

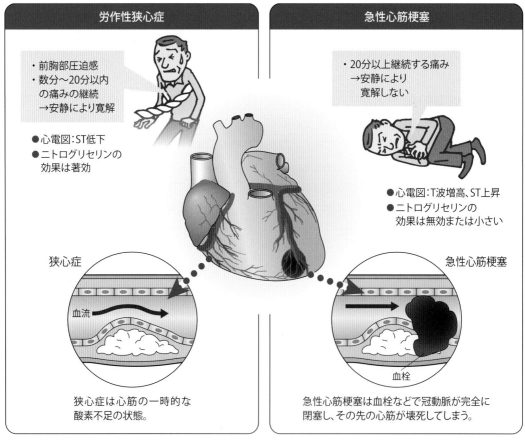

図2　狭心症と急性心筋梗塞の違い
（小谷順一郎，砂田勝久編：新訂版　知りたいことがすぐわかる高齢者歯科医療－歯科医療につながる医学知識－．22，永末書店，京都，2017．より引用改変）

②急性心筋梗塞（図3）

　冠動脈の閉塞または狭窄によりその血流域の心筋が壊死に陥った状態をいう。

　胸痛が20分以上続く場合には急性心筋梗塞を疑い、ただちに119番通報が必要である。

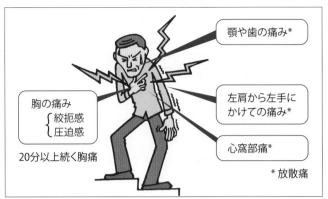

図3　急性心筋梗塞の症状
（小谷順一郎, 砂田勝久編：新訂版　知りたいことがすぐわかる高齢者歯科医療－歯科医療につながる医学知識－. 26, 永末書店, 京都, 2017. より引用改変）

4　心不全

心臓のポンプ機能が低下し、心拍出量の低下や末梢循環不全、肺や体静脈系のうっ血をきたす病態である。うっ血による症状が主体になることが多く、うっ血性心不全ともいわれる（**図4**）。心不全は NYHA（New York Heart Association：ニューヨーク心臓協会）の心機能分類で重症度を評価する（**表3**）。

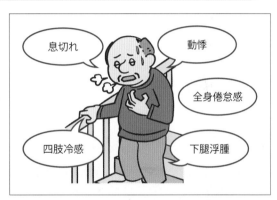

図4　心不全の症状
（小谷順一郎, 砂田勝久編：新訂版　知りたいことがすぐわかる高齢者歯科医療－歯科医療につながる医学知識－. 40, 永末書店, 京都, 2017. より引用改変）

表3　NYHA（New York Heart Association）心機能分類

1度	心疾患を有するが、そのために身体活動が制限されることのない患者。通常の身体活動では、疲労、動悸、呼吸困難あるいは狭心症症状を起こさない
2度	心疾患を有し、そのために身体活動が軽度に制限される患者。安静時は無症状であるが、通常の身体活動で疲労、動悸、呼吸困難あるいは狭心症症状を起こす
3度	心疾患を有し、そのために身体活動が高度に制限される患者。安静時は無症状であるが、通常以下の身体活動で疲労、動悸、呼吸困難あるいは狭心症症状を起こす
4度	心疾患を有し、そのために非常に軽度の身体活動でも愁訴をきたす患者。安静時においても心不全症状あるいは狭心症症状をきたす。わずかな身体活動でも苦しさが増強する患者

①右心不全

体循環系にうっ血が著明である。経静脈怒張、下肢の浮腫、肝腫大等がみられる。

②左心不全

肺循環系にうっ血が著明である。労作時呼吸困難、発作性夜間呼吸困難、起座呼吸等がみられる。

③両心不全

左右両方にうっ血が著明である。

5 不整脈

　不整脈とは正常な洞調律が妨げられた状態をいう。不整脈になるとリズムのずれから心臓の駆出効率が低下し、心拍出量の低下により死に至ることもある。

①不整脈の分類（表4）
- ・心拍数が100回/分以上を頻脈といい、60回/分未満を徐脈という。
- ・頻脈性不整脈と徐脈性不整脈に大別される。
- ・頻脈性不整脈は上室性頻脈（頻拍）と心室性頻脈（頻拍）に分けられる。

②不整脈の症状
- ・不整脈の症状はさまざまで個人差が大きい。
- ・症状がない場合は、無症候性不整脈という。
- ・植込み型除細動器や人工ペースメーカーを植えこんでいる患者もいる。

表4　不整脈の分類

徐脈性	洞不全症候群	洞徐脈
		洞房ブロック
	房室結節機能異常	房室ブロック
頻脈性	上室性	洞頻脈
		心房性期外収縮
		発作性上室性頻拍
		心房細動、心房粗動
	心室性	心室性期外収縮
		心室頻拍
		心室細動、心室粗動

6 心臓弁膜症

　弁膜症では弁の機能不全により弁の開放・閉塞が障害されて、狭窄による圧負荷や閉鎖不全による容量負荷をきたし、心筋機能および／または心臓ポンプ機能の低下をきたす。

- ・心臓弁膜症のほとんどが僧帽弁疾患、大動脈弁疾患である（**図5**）。
- ・弁膜症は長期間無症状であることが多い。無症状が長く続くが、進行し非代償期になると自覚症状が現れるようになる。このような場合、速やかな外科的治療が必要である。
- ・弁膜症の手術件数は近年増加傾向にあり、成人心臓手術中で最も多くなっている。
- ・弁置換術に用いられる人工弁には生体弁と機械弁の2種類がある。**生体弁**は血栓を生じにくいが、耐久性に欠ける。**機械弁**は耐久性が長いが、半永久的に抗凝固薬が必要である。

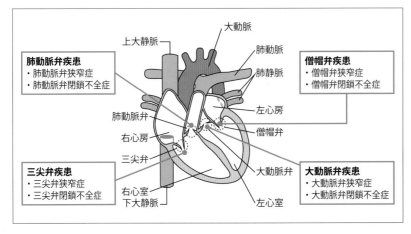

図5　心臓弁膜症の種類

7　感染性心内膜炎

　感染性心内膜炎は細菌による心内膜や弁膜の感染症で、疣腫（いぼ状の感染巣）を形成して弁破壊による心不全、敗血症を生じる。歯科処置が誘因の一つと考えられている。

- ・本症の罹患数は10万人に5〜10例といわれており、高齢者に多い。
- ・最も頻度の高い症状は発熱である。高い熱が長く続き、心雑音が認められれば、まず本症を疑う。
- ・弁膜症や先天性心疾患などでは、狭窄やシャントにより血流ジェット（血流の乱れ）が生じ、心内膜が障害され血栓を生じやすくなる。

8　心筋症（図6）

①拡張型心筋症

収縮機能低下と心室拡大。うっ血性心不全を起こしやすい。

②肥大型心筋症

心室肥大と拡張機能低下。左室収縮機能正常。

③拘束型心筋症

線維化と拡張機能低下。心肥大を伴わない。

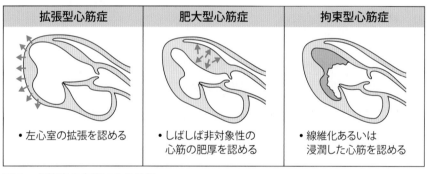

拡張型心筋症	肥大型心筋症	拘束型心筋症
• 左心室の拡張を認める	• しばしば非対象性の心筋の肥厚を認める	• 線維化あるいは浸潤した心筋を認める

図6　心筋症の病態による分類
（医療情報科学研究所 編：病気がみえる vol. 2循環器疾患. 191, メディックメディア, 東京, 2003. より引用改変）

9　歯科治療上の注意点

①高血圧症

A．局所麻酔薬の選択

　局所麻酔薬の選択に関してアドレナリン添加2％リドカイン塩酸塩の使用は2カートリッジまではほとんど循環に影響を及ぼさないといわれている。フェリプレシン添加のものも動物実験で冠動脈血流の低下が認められており、アドレナリンと比較して必ずしも安全とはいえない。

B．治療中の異常高血圧に対する対応

　治療中に異常高血圧がみられた場合、速やかに処置を中止し、臥位にて安静を保つ。中断し

ても 200/115mmHg 以上の高血圧が継続するときは降圧処置を考慮する。ニカルジピンの静脈内投与が確実であるが、ニトログリセリンやイソソルビドなどの舌下投与が有効な場合もある。高齢者では血圧が下がりすぎる場合もあり注意が必要である。

C. 降圧薬（カルシウム拮抗薬）

服用に関連して歯肉肥大症がみられることもある（**図7**）。

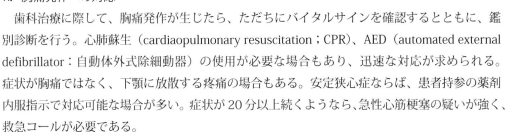

図7　降圧薬（カルシウム拮抗薬）による歯肉肥大症

②**虚血性心疾患**

A. 胸痛発作への対応

歯科治療に際して、胸痛発作が生じたら、ただちにバイタルサインを確認するとともに、鑑別診断を行う。心肺蘇生（cardiaopulmonary resuscitation；CPR）、AED（automated external defibrillator：自動体外式除細動器）の使用が必要な場合もあり、迅速な対応が求められる。症状が胸痛ではなく、下顎に放散する疼痛の場合もある。安定狭心症ならば、患者持参の薬剤内服指示で対応可能な場合が多い。症状が20分以上続くようなら、急性心筋梗塞の疑いが強く、救急コールが必要である。

B. 虚血性心疾患の既往を有する患者に確認すべき項目

・狭心症、急性心筋梗塞の既往があるのか。特に最近6カ月以内の急性心筋梗塞かどうか

・息切れ、胸痛、動悸などの症状の有無

・日常生活の活動度

症状なく4METs（metabolic equivalents）以上の運動を症状なく行える（耐容能がある）かどうかを確認する。4METsの運動とは1階から3階まで歩いて上がる、床拭き掃除をする、カートを使用しないゴルフ、毎日のランニングなどである。

・リスク因子の有無

喫煙、アルコール、肥満、高血圧、糖尿病、閉塞性・拘束性呼吸器疾患の有無　があげられる。

③**心不全**

NYHAの心機能分類に基づいて心不全の重症度を評価する。NYHA II度以下で、症状が安定しているならモニタリング下に歯科治療可能といわれている。ただし、緊張、疼痛、アドレナリン添加2％リドカイン塩酸塩によって血圧の上昇をきたすと心不全の増悪を生じることがあるので注意を要す。

④**不整脈**

・不整脈の既往のある患者が受診したら、自覚症状がないかを確認するとともに、主治医に対診する。

・パルスオキシメーター（経皮的動脈血酸素飽和度測定器）を装着するとともに、脈を触れて、脈に不整がないかを確認する。

・抗血栓療法が行われていないかどうかを確認する。

⑤**心臓弁膜症・感染性心内膜炎・心筋症**

A. 心不全の重症度評価

NYHA心機能評価に基づき心不全の重症度評価をする。

B. 感染性心内膜炎（infective endocarditis；IE）のリスク評価と歯科処置

　心臓弁膜症、感染性心内膜炎、心筋症の既往のある患者は、感染性心内膜炎発症のハイリスク患者である（**表5**）。歯科治療に関連して心内膜炎を再発する可能性があることを、十分認識して対応する。

表5　成人における IE の基礎心疾患別リスクと、歯科口腔外科手技に際する予防的抗菌薬投与の推奨とエビデンスレベル

IE リスク	推奨クラス	エビデンスレベル
1．高度リスク群（感染しやすく、重症化しやすい患者）		
・生体弁、機械弁による人工弁置換術患者、弁輪リング装着例 ・IE の既往を有する患者 ・複雑性チアノーゼ性先天性心疾患（単心室、完全大血管転位、ファロー四徴症） ・体循環系と肺循環系の短絡造設術を実施した患者	I	B
2．中等度リスク群（必ずしも重篤とならないが、心内膜炎発症の可能性が高い患者）		
・ほとんどの先天性心疾患[*1] ・後天性弁膜症[*2] ・閉塞性肥大型心筋症 ・弁逆流を伴う僧帽弁逸脱	II a	C
・人工ペースメーカ、植込み型除細動器などのデバイス植込み患者 ・長期にわたる中心静脈カテーテル留置患者	II b	C

*1　単独の心房中隔欠損症（二次孔型）を除く
*2　逆流を伴わない僧帽弁狭窄症では IE のリスクは低い
IE：感染性心内膜炎
（日本循環器学会：感染性心内膜炎の予防と治療に関するガイドライン（2017 年改訂版）．http://www.j-circ.or.jp/guideline/pdf/JCS2017_nakatani_h.pdf（2020 年 1 月 16 日アクセス）より引用）
エビデンス評価の詳細は「CQ 4：高リスク心疾患患者に対する歯科処置に際して抗菌薬投与は IE 予防のために必要か？」参照

C. 抗菌薬の予防投与

　菌血症を生じる可能性のある歯科処置かどうかを確認するとともに、処置に際しては適切な抗菌薬の予防投与を行う（**表6、7**）。

表6 IE高リスク患者における、各手技と予防的抗菌薬投与に関する推奨とエビデンスレベル

抗菌薬投与	状況	推奨クラス	エビデンスレベル
予防的抗菌薬投与を行うことを強く推奨する	・歯科口腔外科領域：出血を伴う菌血症を誘発するすべての侵襲的な歯科処置（抜歯などの口腔外科手術・歯周外科手術・インプラント手術，スケーリング，感染根管処置など） ・耳鼻科領域：扁桃摘出術・アデノイド摘出術 ・心血管領域：ペースメーカや植込み型除細動器の植込み術	I	B
抗菌薬投与を行ったほうがよいと思われる	・局所感染巣に対する観血的手技：膿瘍ドレナージや感染巣への内視鏡検査・治療（胆道閉塞を含む） ・心血管領域：人工弁や心血管内に人工物を植え込む手術 ・経尿道的前立腺切除術：とくに人工弁症例	II a	C
予防的抗菌薬投与を行ってもかまわない。ただし、IEの既往がある症例には予防的抗菌薬投与を推奨する	・消化管領域：食道静脈瘤硬化療法，食道狭窄拡張術、大腸鏡や直腸鏡による粘膜生検やポリープ切除術、胆道手術 ・泌尿器・生殖器領域：尿道拡張術、経腟分娩・経腟子宮摘出術、子宮内除去術、治療的流産・人工妊娠中絶、子宮内避妊器具の挿入や除去 ・心血管領域：心臓カテーテル検査・経皮的血管内カテーテル治療 ・手術に伴う皮膚切開（とくにアトピー性皮膚炎症例）	II b	C
予防的抗菌薬投与を推奨しない	・歯科口腔外科領域：非感染部位からの局所浸潤麻酔、歯科矯正処置、抜髄処置 ・呼吸器領域：気管支鏡・喉頭鏡検査、気管内挿管（経鼻・経口） ・耳鼻科領域：鼓室穿孔時のチューブ挿入 ・消化管領域：経食道心エコー図・上部内視鏡検査（生検を含む） ・泌尿器・生殖器領域：尿道カテーテル挿入、経尿道的内視鏡（膀胱尿道鏡、腎盂尿管鏡） ・心血管領域：中心静脈カテーテル挿入	III	B

IE：感染性心内膜炎
（日本循環器学会：感染性心内膜炎の予防と治療に関するガイドライン（2017年改訂版）．http://www.j-circ.or.jp/guideline/pdf/JCS2017_nakatani_h.pdf（2020年1月16日アクセス）より引用）

表7 歯科処置前の抗菌薬の標準的予防投与法（成人）

投与方法	βラクタム系抗菌薬アレルギー	抗菌薬	投与量	投与回数	備考
経口投与可能	なし	アモキシシリン	2g *1*2	単回	処置前1時間
	あり	クリンダマイシン	600mg	単回	処置前1時間
		アジスロマイシン	500mg		
		クラリスロマイシン	400mg		
経口投与不可能	なし	アンピシリン	1〜2g	単回	手術開始30分以内に静注、筋注、または手術開始時から30分以上かけて点滴静注
		セファゾリン	1g		
		セフトリアキソン	1g		手術開始30分以内に静注、または手術開始時から30分以上かけて点滴静注
	あり	クリンダマイシン	600mg	単回	手術開始30分以内に静注、または手術開始時から30分以上かけて点滴静注

＊1　または体重あたり30mg/kg
＊2　なんらかの理由でアモキシシリン2gから減量する場合は、初回投与5〜6時間後にアモキシシリン500mgの追加投与を考慮する
（日本循環器学会：感染性心内膜炎の予防と治療に関するガイドライン（2017年改訂版）．http://www.j-circ.or.jp/guideline/pdf/JCS2017_nakatani_h.pdf（2020年1月16日アクセス）より引用）

D. 薬物歴の確認

抗血栓療法の有無を確認する。

10 歯科衛生士が留意すること

①高血圧症

- 治療前に処方通り降圧薬を内服したかどうかを確認する。
- 局所麻酔薬を使用するような侵襲的歯科処置においては、必ずモニターを装着する。
- 緊張や不安の強い患者では、歯石除去のような処置でも異常高血圧を生じることから問診表に高血圧のチェックがなくても必要に応じて継続的なモニタリングを行うことが望ましい[1]。

②虚血性心疾患

- 急性心筋梗塞の発症後6カ月は歯科治療原則禁忌といわれているが、口腔衛生管理は発症直後から必要、重要であることを説明、指導する。
- 患者持参の薬剤を確認するとともに発作の有無、発作時の対応法についてあらかじめ確認しておく。
- 疼痛や不安、恐怖心などのストレスが狭心症や急性心筋梗塞の誘因となる。緊張緩和、除痛、処置時間の短縮化に配慮する。

③心不全

- 息切れや動悸、全身倦怠感、下肢のむくみなどがないか確認する。慢性心不全の原因が弁膜症、先天性心疾患や肥大型心筋症であれば、処置内容に応じて抗菌薬の予防投与が必要である。
- 抗血栓療法が行われている場合もあり、出血予防に配慮が必要である。

④不整脈

- 不整脈は出ていないか、日常生活において症状はないかを確認する。
- パルスオキシメーターを装着時に、脈を触れて不整がないかを確認する。
- 抗血栓療法が行われていないかを確認する。

⑤心臓弁膜症・感染性心内膜炎・心筋症

- 日常生活上、心臓が関連して、心臓の症状がないかを確認する。感染源の除去のための歯周炎の治療、口腔衛生指導が重要である。また、歯石除去や毛嚢搔爬などの歯周処置を行う際は、抗菌薬の予防投与が必要かどうかを必ず歯科医師に確認する。
- モニタリングを行う。血圧、脈拍、SpO_2 のモニターは必須である。
- 心内膜炎発症予防のために、歯周病の治療および予防が重要であることを、患者に繰り返し指導し、理解を求める。

(河合峰雄、中津沙矢佳)

2 | 脳血管疾患

1 脳血管疾患とは

　脳に血管障害が起こり、その先の脳細胞に酸素や糖などのエネルギーを送っている血液が十分に行きわたらなくなった疾患の総称である。主として脳卒中といわれ、**脳梗塞**(虚血性)、**脳出血**(出

血性）に分類される。脳梗塞には脳血栓症であるアテローム血栓性脳梗塞、ラクナ梗塞と、脳塞栓症（心原性）がある。脳卒中全体の75％と最も多い。脳出血は、脳内出血とくも膜下出血に分類される（**表8**）。

　死因別死亡総数のうち脳血管疾患は4位であり、寝たきりになる原因疾患の1位である。要介護の原因としても1位である（**図8**）。食事やブラッシングなどに対する自立支援や介助の指導が重要となってくる。

表8　脳血管疾患の分類

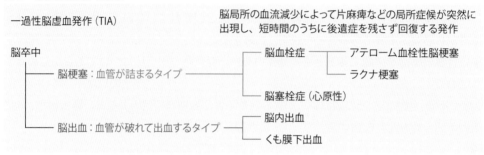

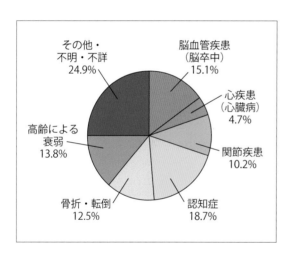

図8　65歳以上の介護が必要となった主な原因
（厚生労働省：令和元年版高齢社会白書. ＜https://www8.cao.go.jp/kourei/whitepaper/w-2019/zenbun/pdf/1s2s_02_01.pdf＞2019. より引用改変）

2　歯科的対応

①病期の把握

　脳卒中の発症時期を確認し、急性期（発症から2〜4週間）、回復期（発症から1〜6カ月）、維持期（発症から6カ月以降）のどの病期にあるかを把握する。循環器系に負荷のかかる歯科治療で緊急性がある場合は、発症後3カ月経過していれば短時間の処置にかぎり可能であるが、一般的には発症後6カ月経過して行うのが通説になっている。急性期リハビリテーションでは、十分なリスク管理のもとにできるだけ発症後早期から積極的な座位・立位、装具を用いた早歩行訓練、摂食嚥下訓練、口腔のセルフケア訓練を行うことが強く勧められている。

②病態の把握

　脳は前頭葉・側頭葉・頭頂葉・後頭葉などの大脳や脳幹、小脳など、場所によってさまざまな機能をもっている。そのため、脳の損傷部位によりさまざまな症状を呈する（**表9**）。

表9　代表的な脳血管障害後遺症

意識障害		昏睡状態でなくとも、眠りがちになったり、会話や考えが混乱したり、集中力を欠いたり、明瞭に思考できない状態も含まれる
片麻痺		一側の上肢、下肢に生じた運動麻痺
運動失調		目的の運動に関係するさまざまな動きの協調性が悪くなるため、それを円滑にできなくなる
高次脳機能障害	失語	「話す」ことだけでなく、「聞く」「読む」「書く」「計算する」ことも難しくなる
	失認	ある感覚を介して対象物を認知することの障害
	失行	運動可能であるにもかかわらず合目的な運動ができない状態
嚥下障害		球麻痺、仮性（偽性）球麻痺、一側性の大脳病変
構音障害		
感覚障害		痛み、痺れ
自律神経障害		起立性低血圧、失禁、便秘

　片麻痺の患者では関節に拘縮があり、車いすやベッドへの移動に介助を要する。支障の少ない関節の角度（良肢位）となるようタオルやクッションなどでサポートが必要なことがある。また、感覚障害による体位変換時の痛みにも留意する。

　自律神経障害による血行動態調節機能の低下により、チェアーのリクライニング時に容易に血圧が下がることがあるので注意する。

③脳卒中の原因疾患や併存疾患の確認・評価

　脳卒中の危険因子は**高血圧症、糖尿病、心房細動、慢性腎臓病（CKD）**などがあり、それらを合併していることがある。原因疾患や併存疾患の有無を確認し、評価しておく必要がある。

　高血圧患者では降圧目標として 140/90mmHg 未満に、糖尿病合併例では 130/80mmHg 未満が勧められている。血圧が適正にコントロールされているか確認すると同時に、血圧や心拍数をモニターしながら歯科治療を行うことが望ましい。

　脳梗塞再発予防を目的とし、**抗血小板薬、抗凝固薬**を服薬していることが多い。服薬している場合は出血傾向に留意する。

　心房細動は心房が規則正しく収縮せずに震えた状態となる不整脈で、そのため血液の流れがよどみ、血栓ができやすくなる。血流に乗って血栓が移動した結果起こった脳梗塞を脳塞栓症という。そのため、より厳密な抗血栓療法が行われている。

表10　脳卒中一般の危険因子とハイリスク群

危険因子	ハイリスク群
高血圧症	睡眠時無呼吸症候群（SAS）
糖尿病	
脂質異常症	メタボリックシンドローム
心房細動	
喫煙	CKD
大量の飲酒	

④急性の脳血管障害発作への対応

　脳梗塞においては、発症から 4.5 時間以内に血栓溶解療法の検討が考慮されるように、緊急性を要する。脳卒中が疑われた場合は速やかに救急搬送、専門医への対診を行う（**表11**）。

表11　脳血管障害の特徴

		頭痛	発症時間	意識レベル低下
脳出血		中等度	数分〜数時間	強
くも膜下出血		激しい痛み	1〜2分	弱
脳梗塞	脳血栓	軽度か無	緩徐	無か中
	脳塞栓	軽度か無	1〜2分	無か中
高血圧性脳症		中等度	数分〜数時間	無か中

（太田富雄，他：脳神経外科学．471-591，金芳堂，京都，1986．より引用改変）

③ 歯科衛生士が留意すること

　高次脳機能障害者における口腔衛生管理として、麻痺もなく言葉を話すことも可能で、外観的には発症前の状態に回復したかにみえるが、日常生活及び社会生活への適応に困難を有する一群が存在する。気が散りやすく計画的な行動ができない、イライラして怒りっぽいなどの記憶障害、注意障害、遂行機能障害、社会的行動障害を伴う高次脳機能障害が主たる要因となっている（**表12**）。リハビリテーション、生活支援の観点から、「みえない障害」を有する高次脳機能障害者に対する口腔衛生管理計画の立案を行う必要がある。

表12　高次脳機能障害者の主な障害

記憶障害	新しいできごとを覚えられない、同じことを繰り返し質問する
注意障害	ふたつのことを同時に行うと混乱する、作業を長く続けられない
遂行機能障害	自分で計画を立ててものごとを実行することができない
社会的行動障害	興奮する、暴力を振るう

（内橋康行、中津沙矢佳）

3 ｜ 神経・運動器疾患

　運動を行う際、脳からの指令が、**中枢神経**（脳→脊髄）→**末梢神経**→**運動器**へと伝達される。そのどこかが障害される疾患が本項「神経・運動器疾患」であり（**図9**）、運動機能に障害が生じる。

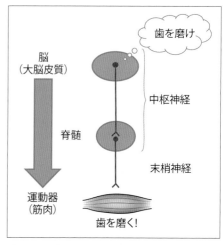

図9　運動路

1 神経疾患

　一般的に、脳・脊髄・末梢神経など神経自体の疾患の総称である。脳血管疾患や認知症の詳細は第3章1節2「脳血管疾患」❶脳血管疾患とは（p.77）、第3章1節11「精神・心身医学疾患」❶認知症（p.118）に譲り、ここではそれら以外の**神経変性疾患**について述べる。

　神経変性疾患とは、**緩徐に神経の変性が進行する疾患**である。発症や進行のメカニズムは未だ不明な点が多く、根本的に治療する方法がない疾患が多い。疾患の進行とともに、日常生活動作（ADL）は徐々に低下し、運動面・認知面ともに介護度を増していくため、患者個々の病期に沿ったケアを実践していく必要がある。神経内科が神経疾患の主科となることが多い。代表的な神経変性疾患について以下にあげる。

① Parkinson 病（Parkinson 症候群）

　中脳黒質の変性により、神経伝達物質であるドパミンが減少し、大脳基底核の運動制御が障害される。①**無動（動作緩慢）**が最も重要な症状で、これに加え、②**振戦（手足が震える）**、③**筋強剛（手足や体幹がこわばる、歯車様現象）**、④**姿勢保持障害（倒れやすくなる）**といった運動障害が出現する。これらの症状はパーキソニズムとも呼ばれ、運動症状が中心であるが、ほとんどの患者で睡眠障害、認知行動障害、自律神経障害（消化器症状や排尿障害、起立性低血圧など）などの非運動症状も認める（**表 13**）[13]。

表 13　Parkinson 病の主な症状

主症状：運動症状 （パーキソニズム）	無動 振戦 筋強剛 姿勢保持障害
非運動症状	睡眠障害 認知行動障害 自律神経障害 （消化器症状、排尿障害、 起立性低血圧など）

　Parkinson 病以外でパーキソニズムを呈する疾患を総称し、**Parkinson 症候群**と呼ぶ。**脳血管性パーキソニズム**（大脳白質病変、多発性ラクナ梗塞）や**薬剤性パーキソニズム**（抗精神病薬長期内服など）、その他、**進行性核上性麻痺、多系統萎縮症、大脳皮質基底核変性症**などが含まれる。パーキソニズムは要介護高齢者に認めることが多く、歯科衛生士も十分理解しておかなければならない症状である。

②筋萎縮性側索硬化症（ALS）

　運動神経のみを障害する原因不明の疾患で、進行性に筋力低下と筋萎縮を生じる。60〜70歳代に好発する。感覚や認知機能は保たれるが、呼吸不全などにより生命予後は発症から約4年程度といわれている[14]。

③脊髄小脳変性症

　主に脊髄や小脳の神経細胞が障害され、歩行時のふらつき、振戦、呂律困難などを生じる。これら運動失調（小脳症状）をきたす疾患の総称であり、原因はさまざまだが、一般的には症状の進行は緩徐である。遺伝性のものが約1/3を占め、原因遺伝子が判明しているものもある。多系統萎縮症はパーキソニズムに加え小脳症状も生じるため、脊髄小脳変性症に分類されることもある[15]。

2 運動器疾患

　運動器とは、「動く」ことにかかわる骨、筋肉、関節などの総称である。**運動器疾患は要支援の原因の最も多くを占め**（要介護で最も多いのは認知症）[16]、**生活の質（QOL）低下**、健康寿命

の主要な阻害要素である。一般的に、運動器に障害が生じた場合、手術やリハビリテーションを行い、ADLの獲得や障害された機能の回復を目指すこととなる。よって、整形外科やリハビリテーション科が運動器疾患の主科となることが多い。

以下に、高齢者に多い代表的な運動器疾患をあげる。

①骨折

高齢者の骨折の背景には、骨量の低下（骨粗鬆症）および、筋力・バランス機能の低下等による易転倒性がある。認知機能低下も大きな要因の一つである。骨折を契機に車椅子や寝たきり、閉じこもりになってしまうことも多く、予防・治療・リハビリテーションが重要となる。

例）大腿骨骨折、脊椎圧迫骨折など

②変形性関節症

関節の中の軟骨がすり減り、関節の形態が変形してしまう疾患。疼痛や腫脹といった症状が出現する。原因として年齢のほか、肥満、職業、遺伝などがあげられる。

例）変形性膝関節症、変形性股関節症など

③関節リウマチ

免疫応答の異常により手足の関節周囲の骨や軟骨が破壊され、腫脹、疼痛などの炎症反応を認める。**自己免疫疾患**である。30〜50歳代女性に多い。詳細な原因は不明（詳細は第3章1節10「免疫疾患」❷免疫疾患 p.114 を参照）。

④骨粗鬆症

骨量の低下と骨組織の微細構造異常。**骨の脆弱性が増し、骨折のリスクが増大**する疾患[17]。閉経後の女性に多い。エックス線検査や骨密度検査で診断される。

治療は栄養・運動・薬物療法からなり、ビスフォスフォネート（BP）製剤は代表的な骨粗鬆症治療薬（詳細は第1章3節6「BP、抗 RANKL 抗体製剤」p.46 を参照）。

⑤フレイル、サルコペニア、ロコモティブシンドロームについて（図10）

近年、フレイル、サルコペニアという言葉が注目されており、日本整形外科学会が提唱するロコモティブシンドローム（ロコモ）という言葉も存在する。それぞれの用語について概述する。

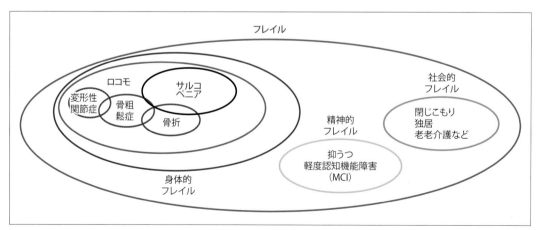

図10 フレイル、ロコモティブシンドローム、サルコペニア
（原田　敦監修：サルコペニア・フレイル指導士研修会テキストブック．日本サルコペニア・フレイル学会，東京，2019．より引用改変）

A. フレイル

　虚弱、心身の衰えや脆弱性を表す概念

B. サルコペニア

　筋肉量減少に起因する筋肉機能の低下を表す概念

C. ロコモティブシンドローム

　運動器の障害に伴う移動障害を表す概念

　すべて「**要介護に至る危険因子**」であり、「**疾患そのものではなく、概念（大きなイメージ）**」である。それぞれの細かな違いよりも、有病者歯科、高齢者・老年歯科にかかわる者として、**加齢に伴う変化の全体像**と考え、知っておくことが重要である。

③ その他

①脳性麻痺

　受胎から新生児期までに受けた脳への障害（低酸素など）による非進行性病変。主なものに痙直型（手足がこわばって硬くなる）、アテトーゼ型（意志とは無関係に手足が過剰に動く）、失調型（バランスがとりにくい）、混合型などに分類される。運動機能障害が主だが、障害を受けた部位によっては知的障害、てんかん、言語障害、嚥下障害などを合併することもある。

②筋ジストロフィー

　骨格筋の変性・壊死を主病変とする**遺伝性筋疾患**の総称。運動障害、拘縮・変形に加え、呼吸障害、心筋障害などさまざまな機能障害や合併症を伴う。主な病型にデュシェンヌ型、ベッカー型、福山型など。自然経過による生命予後は10歳代後半であったが、最近では30歳を超えるようになってきている[19]。

④ 歯科衛生士が留意すること

①神経疾患

　病期により対応は異なるが、一般的に、ADLの低下により**口腔衛生自立困難**となり、口腔清掃状態悪化、口腔乾燥、う蝕歯が増加する。また、**摂食嚥下障害**は高率に発症する。

　先行期障害により覚醒不良、wearing off現象、食事摂取量低下から体重減少、低栄養、準備期（口腔期）障害により咀嚼機能低下、送り込み不良、咽頭期障害により誤嚥、結果、誤嚥性肺炎発症も少なくない。

　神経疾患発症からの年数や内服状況などの医療面接から、病期や覚醒状態がよい時間帯などを聴取し対応する必要がある。

　歯科チェアーでは起立性低血圧の可能性に留意し、**歯科治療時の水の誤嚥に対しては、頸部伸展位防止**や、**適切な吸引**を心掛ける必要がある。

　口腔周囲の特徴としては、流涎、オーラルジスキネジア、構音障害などを認めることがあり、筋萎縮性側索硬化症（ALS）患者における舌萎縮（線維束性収縮）は特徴的な所見である。

②運動器疾患

　上肢機能低下がある場合、ブラッシング能力に影響がでる可能性がある。また、骨折後患者や

変形性関節症患者では歯科チェアーへの移乗や長時間治療時の姿勢などに配慮を要する。関節リウマチ、骨粗鬆症患者では内服薬（関節リウマチ：副腎皮質ステロイド薬やメトトレキサートなど、骨粗鬆症：BP 製剤）の確認は必須である。

（中村純也、中津沙矢佳）

4 | 呼吸器疾患

1 呼吸器の機能

　肺における**換気機能**について、生体内に酸素（O_2）を取り込み、原料（糖質など）を分解してエネルギーを取り出し、産生された二酸化炭素（CO_2）を排出する過程を呼吸と呼ぶ。息を努力して吐き出したときに呼出される空気量（努力肺活量）のうち、最初の一秒間に吐き出された量（1秒量）の割合を**1秒率**と呼ぶ。**呼吸運動**は骨格筋によるため、意図的に運動を変化させることができるが、同時に睡眠時のように意識がなくなっても呼吸を続けることができる。これは**呼吸中枢**が周期的に興奮し、その興奮が運動神経である**横隔膜神経**を通して送られ、**呼吸筋**の収縮を引き起こす（**図11**）[20]。鼻粘膜の刺激でくしゃみを生じ、上気道への刺激は咳を生じさせる。また消化管運動に伴い、嚥下反射や嘔吐の際には呼吸が抑制される。

　肺のさまざまな疾患により換気障害が生じる（**表14**）。肺疾患に罹患している患者はばち状指が現れていることがある。

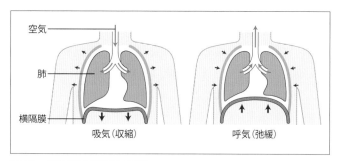

図11　横隔膜の収縮と呼吸

表14 肺の疾患（病態別）

感染性疾患	肺炎、肺結核など
閉塞性疾患	COPD、びまん性汎細気管支炎など
免疫、アレルギー性疾患	気管支喘息、過敏性肺炎、サルコイドーシスなど
拘束性肺疾患	間質性肺炎、塵肺など
肺腫瘍	肺癌
肺循環障害	肺高血圧症、肺水腫、肺血栓塞栓症など

2 呼吸器疾患

①換気障害

　肺胞への空気の出入りが障害される場合であり、**閉塞性換気障害**と**拘束性換気障害**がある[21]。閉塞性障害は気道の閉塞で生じ、呼気や吸気が困難になり、**換気に努力と時間**を要する。そのため、**肺活量は正常**だが、1秒率が低下する。一方、拘束性換気障害では**肺間質**の**炎症**や**線維**

化などで肺が十分に拡張できない。そのため、肺活量が低下し、1秒率は正常となる。肺活量も1秒率も低下した場合を**混合性障害**と呼ぶ（**図12**）。

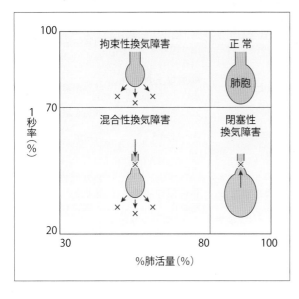

図12 換気障害のパターン
（坂井建雄，岡田隆夫：系統看護学講座　解剖生理学
第9版. 130, 医学書院, 東京, 2014. より改変）

②閉塞性換気障害

閉塞性換気障害には、**気管支喘息**と**COPD**がある。

A. 気管支喘息

喘息は気道に炎症が生じ、空気の流れが制限される病気で、発作的に**咳**、**呼吸困難**が起きる。多くの場合、環境中の**アレルギー性物質（抗原）**により引き起こされる。患者は換気に強い努力が必要となり、特に呼気が困難となる。

気管支喘息の**重症度**を把握し、患者それぞれの重症度に応じて適切な対応をする（**表15**）[22]。

気管支喘息の薬物療法はリリーバー（発作を止める）としてβ_2刺激薬の吸入や、副腎皮質ステロイド薬の全身投与、抗コリン薬、短時間作用性β_2刺激薬の経口投与があり、コントローラー（発作の予防）として、吸入ステロイド、副腎皮質ステロイド薬の全身投与、抗アレルギー薬、長時間作用性β_2刺激薬の吸入や経口投与がある。アスピリン喘息患者への鎮痛薬投与について、絶対安全な薬剤はない。患者が以前服用して発作が起こらなかった薬物があれば、それを投与する。喘息発作時の体位は座位で対処する。

B. 慢性閉塞性肺疾患（COPD）

COPDには**肺気腫**、**慢性気管支炎**がある。進行性で完全に可逆的ではない**閉塞性換気障害（気流制限）**を特徴とする。

表 15　喘息の重症度把握と管理法

治療ステップ		ステップ1 （軽症間欠型）	ステップ2 （軽症持続型）	ステップ3 （中等度持続型）	ステップ4 （重症持続型）
症状の 特徴	頻度	週1回未満	週1回以上だが毎日ではない	毎日	毎日
	強度	症状は軽度で短い	月1回以上日常生活や睡眠を妨げられる	週1回以上日常生活や睡眠を妨げられる	日常生活に制限あり
FEV$_1$、 PEF＊	％FEV$_1$、 ％PEF	80％以上	80％以上	60％以上80％未満	60％未満
	日内変動	20％未満	20〜30％	30％を超える	30％を超える
長期管理薬	吸入副腎皮質ステロイド	低用量	低〜中用量	中〜高用量	高用量
	その他に併用する薬剤	または テオフィリン徐放製剤 ロイコトリエン受容体拮抗薬 ・症状がまれであれば必要なし ・いずれか1剤を使用	＋ 長時間作用性β$_2$刺激薬 テオフィリン徐放製剤 ロイコトリエン受容体拮抗薬 ・いずれか1剤を使用	＋ 長時間作用性β$_2$刺激薬 テオフィリン徐放製剤 ロイコトリエン受容体拮抗薬 ・いずれか1剤〜複数を併用	＋ 長時間作用性β$_2$刺激薬 テオフィリン徐放製剤 ロイコトリエン受容体拮抗薬 ・複数を併用 　抗IgE抗体、経口副腎皮質ステロイド薬
	追加治療	ロイコトリエン受容体拮抗薬以外の抗アレルギー薬	ロイコトリエン受容体拮抗薬以外の抗アレルギー薬	ロイコトリエン受容体拮抗薬以外の抗アレルギー薬	ロイコトリエン受容体拮抗薬以外の抗アレルギー薬
発作治療		短時間作用性β$_2$刺激薬	短時間作用性β$_2$刺激薬	短時間作用性β$_2$刺激薬	短時間作用性β$_2$刺激薬

＊PEF（ピークフロー値）：息を思い切り吸い込んで、一気にはき出したときの呼気の最大速さ。ピークフローメーターで患者自身が毎日ピークフロー値を測定し、モニタリングする。ピークフロー値はFEV$_1$（1秒量）とよく相関する。
（日本有病者歯科医療学会編：有病者歯科学. 143, 永末書店, 京都, 2018. より引用改変）

③在宅酸素療法（HOT）

在宅酸素療法の適応は、高度慢性呼吸不全例、肺高血圧症、チアノーゼ型先天性心疾患である。

④感染症

肺結核、インフルエンザ、メチシリン耐性黄色ブドウ球菌（MRSA）などが感染症の代表疾患である。肺炎の重症度分類を図13に示す。感染症に対しては、スタンダードプリコーションを行い、感染経路別予防策（空気予防策〈結核〉、飛沫予防策〈インフルエンザ〉、接触予防策〈MRSA〉）をとる。

---

1. 男性70歳以上、女性75歳以上
2. BUN 21mg/dL以上または脱水あり
3. PaO$_2$ 90％以下（PaO$_2$ 60Torr以下）
4. 意識障害
5. 血圧（収縮期）90mmHg以下

軽症：　上記5つの項目の何れも満足しないもの
中等症：上記項目の1つまたは2つを有するもの
重症：　上記項目の3つを有するもの
超重症：上記項目の4つまたは5つを有するもの
　　　　ただし、ショックがあれば1項目のみでも超重症とする

図13　肺炎の重症度分類
（日本呼吸器学会編：成人市中肺炎診療ガイドライン. 12, 日本呼吸器学会, 2007より転載）

③ 歯科治療上の留意点

　医療面接における**既往歴**で呼吸器疾患（**表14**）が聴取されたら、**発症様式、喘鳴などの随伴症状、体位による変化（起座呼吸、片側臥位呼吸）、重症度（Hugh-Jones分類）**について確認し対応する。Hugh-Jones分類で2度以下であれば、通常の歯科治療は可能であるが、4度以上であれば応急的処置にとどめる（第1章2節9「チアノーゼ、胸痛、呼吸困難（息切れ）」p.19 **表9を参照**）。

　肺疾患に罹患している患者は咳や痰が多いことが特徴である。また、呼吸困難を自覚している場合、強度になると**チアノーゼ**を生じる。口唇や口腔粘膜にチアノーゼの兆候が出現しやすいので、注意深く観察する。また歯科治療時は、SpO_2のモニタリングを行う。

①気管支喘息

　気管支喘息のコントロール状態を確認して、軽症持続型であれば、喘息の誘因を避けながら、治療を計画する。中等症持続型以上であれば、応急処置にとどめる。治療当日は処方されている薬物をきちんと服用すること、発作時対応用のリリーバーであるβ_2刺激吸入薬を持参するように説明する。

　β_2刺激薬は、**アドレナリンとの併用**で重篤な**不整脈**を起こす危険性があるので、アドレナリン添加2%リドカイン塩酸塩の使用を避ける。

　気管支喘息患者の歯科治療時の注意は下記の通りである。

- 当日の**健康状態を把握**する。
- 解熱鎮痛薬は慎重に投与する。患者が過去に服用できた薬物を使用する。**COX2選択的阻害薬**（セレコックス®）は比較的安全に使用できる。
- **喘息発作**が生じたら、ただちに歯科治療を中止し、呼吸困難の少ない**体位（座位）**にする。
- チアノーゼがあれば十分加湿した酸素吸入（1～2L/分）を行う。
- **呼吸困難**が強く会話が困難であれば専門医へ連絡する。

② COPD

　歯科治療中に予測される緊急事態と対処法は以下の通りである。

- SpO_2のモニタリングを行う。
- **窒息（気道閉塞）**では、**吸引、体位ドレナージ（楽な体位）**を行う。
- **呼吸困難**では、低流量(0.5～1.0L/分程度)のO_2投与、チェアーは楽な所まで頭部を上げる。
- **気胸**による突然の**呼吸困難**時は、**救急搬送**を要請する。

③肺炎

　高齢者の場合、発熱や咳がなくても**不顕性誤嚥からの肺炎**を生じていることがある。SpO_2が90%以下の場合は、肺炎の可能性を考え、内科受診を優先する。

④ 歯科衛生士が留意すること

　呼吸器疾患を有する患者の歯科治療では、発症の予防に努め、発症したらただちに適切な対処を行うことが重要である。

　肺疾患では呼吸困難が出現しやすいので、**吸引**と**酸素吸入装置、パルスオキシメーター**の準備

をする。また患者には、服用している薬物の持参や爪のマニキュアを除去して来院することを説明しておく。

　患者を歯科ユニットに導入したら、患者の呼吸のしやすい体位を確認するとともに、半座位など処置のポジショニングとの調整を図る[21]。必要なモニタリングを開始する。

　歯科治療中、歯科衛生士は患者の全身ならびに**顔貌**の観察をしやすい位置で診療補助につくので、常に患者の顔貌や**呼吸音**の観察を行い、呼吸困難感の増悪やチアノーゼを認めたり、モニタリングに異常値が出たら、すぐに歯科医師に伝えて対処する。

　気管支喘息患者について、気管支喘息の発作時のリリーバーである**短時間作用性β_2刺激薬**を持参してもらい、歯科治療の際には歯科ユニット脇に置いておく。喘鳴や激しい咳き込みなどの症状が出たら、β_2刺激薬を口腔内に噴霧、吸入する。気管支喘息の発作発症には**刺激臭**や**心因**に影響されるので、**誘因を回避**するように努める。

　酸素吸入時は、**引火**の危険があるため、近くで火を使う作業は行わない。

　歯科診療所において、**医薬品安全管理責任者**と**医療機器安全管理責任者**の配置が義務付けられており、歯科衛生士もその役割を担うことになっている。**医薬品**に関する業務内容は、医薬品の安全使用のための**業務に関する手順書**の作成や**業務手順書**に基づく業務の実施、医薬品の安全使用のために必要となる情報の収集、その他の医薬品の安全確保を目的とした改善のための方策の実施などである[22]。呼吸器疾患の治療薬の中には、ほかの薬剤との併用による相互作用で有害反応を生じる薬剤があることから、歯科衛生士も疾患と治療薬の情報を収集しておき、協働して確認し、医薬品安全に務める。併用するとテオフィリンの作用が増強するマクロライド系抗菌薬や、重篤な不整脈が生じることがあるアドレナリン添加2％リドカイン塩酸塩を使用しないこと、処方可能な鎮痛薬などについて確認を行う。

　いずれの疾患においても、状態が回復方向へ向かうのか、回復が見込めず重篤な状況になるのか、それまでの期間など、予後を知ったうえで関わる。個々の患者が置かれた状況を理解し気持ちに沿ったケアが行えるように取り組むことが重要である。

（酒巻裕之、山口朱見）

5 ｜ 代謝性疾患

1 代謝とは

　代謝には、エネルギー代謝、糖代謝、タンパク質代謝、アミノ酸代謝、脂質代謝およびビタミン代謝などがある。内分泌や神経系により制御されているが、これらの異常や栄養素の過剰摂取や摂取不足により代謝性疾患を生じる。代謝性疾患としては**糖尿病**、痛風、脂質異常症、肥満などがある。骨代謝性疾患としては**骨粗鬆症**がある。本項では歯科的対応が必要な糖尿病と骨粗鬆症について述べる。

2 糖尿病

①糖尿病とは

　糖尿病は、インスリンの作用不足による代謝異常で、**1型（インスリン依存型）**と**2型（インスリン非依存型）**に分類される。血糖コントロールの目標（血糖値の判定区分と血糖コントロール目標）に従い、管理方法を決定する。

　1型糖尿病は原因が明らかでないが、突発性に膵臓のβ細胞が破壊され、インスリンの量が絶対的に不足する。患者の多くは10代で発症する。

　2型糖尿病は日本人の糖尿病患者の95％以上を占める。膵臓のβ細胞の破壊は認めず、**インスリン抵抗性**と**分泌低下**の2つを原因とする。主に遺伝的な素因により膵臓のランゲルハンス島β細胞からのインスリンの分泌能が低下している状態下では、インスリンの基礎分泌が少ない。食事による血糖値の上昇に応じてインスリンが分泌されるが、受容体の減少、機能低下によって、インスリン抵抗性を惹起する病態がインスリン需要量を増し、インスリンの相対的な不足のために慢性持続的な**高血糖状態**をきたす。高血糖状態が続き、膵β細胞の負荷が継続すると膵β細胞の疲弊を生じ、インスリン分泌能が低下して、血糖値がさらに上昇するという悪循環に陥る。過食や運動不足による肥満などの生活習慣が関係している場合が多いが、病態の根本は膵β細胞の機能障害によるインスリン分泌能の低下であるため、内分泌代謝疾患として捉えられている。初期は症状がなく、徐々に進行し、ほとんどが40歳を過ぎてから発症する（**図14**）。

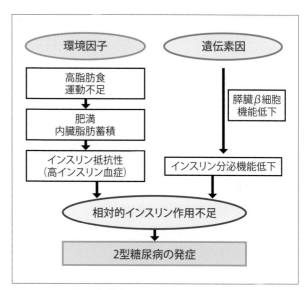

図14　2型糖尿病発症の病態

　糖尿病は、空腹時・随時の**血糖値**や経口ブドウ糖負荷試験時の血糖値、**HbA1c**、さらに症状、臨床所見、家族歴、体重歴などを参考にして総合的に診断する。

A. 糖尿病型
- 空腹時血糖値≧126mg/dL
- 75g経口糖負荷試験（OGTT）2時間値≧200mg/dL
- 随時血糖値≧200mg/dL
- HbA1c（NGSP）≧6.5％

B. 正常型

　空腹時血糖値＜110mg/dL かつ OGTT 2時間値＜140mg/dL

C. 境界型

　糖尿病型でも正常型でもないもの

D. グリコヘモグロビン（HbA1c）

ブドウ糖と結合した**グリコヘモグロビン**は赤血球の寿命が尽きるまで血中に残るため、過去１〜２カ月の血糖値の平均と相関する（**図15**）。

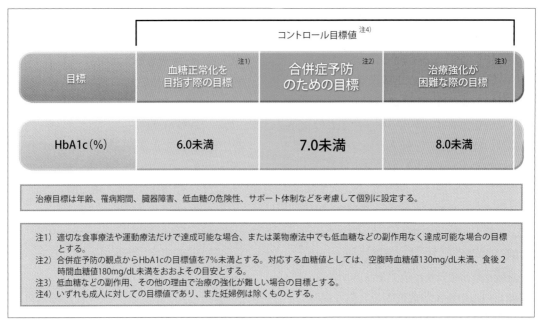

目標	血糖正常化を目指す際の目標 [注1]	合併症予防のための目標 [注2]	治療強化が困難な際の目標 [注3]
HbA1c（%）	6.0未満	7.0未満	8.0未満

コントロール目標値 [注4]

治療目標は年齢、罹病期間、臓器障害、低血糖の危険性、サポート体制などを考慮して個別に設定する。

注1）適切な食事療法や運動療法だけで達成可能な場合、または薬物療法中でも低血糖などの副作用なく達成可能な場合の目標とする。
注2）合併症予防の観点からHbA1cの目標値を7%未満とする。対応する血糖値としては、空腹時血糖値130mg/dL未満、食後2時間血糖値180mg/dL未満をおおよその目安とする。
注3）低血糖などの副作用、その他の理由で治療の強化が難しい場合の目標とする。
注4）いずれも成人に対しての目標値であり、また妊婦例は除くものとする。

図15　血糖コントロール目標（65歳以上の高齢者については「高齢者糖尿病の血糖コントロール目標」を参照）
（日本糖尿病学会 編・著：糖尿病治療ガイド 2018-2019. 29，文光堂，東京，2018. より転載）

②高血糖時の症状

- ・尿の量が多くなる（**多尿**）
- ・喉が渇いて、水分をたくさん飲む（**口渇、多飲**）
- ・体重が減る
- ・疲れやすくなる
- ・食後２〜３時間で空腹になる

③糖尿病の症状

　軽症では、自覚症状はないことが多い。**高血糖**になると口渇、全身倦怠感、悪心、嘔吐、下痢、腹痛など消化器症状が出現する。さらに高血糖になると意識障害から死に至る。

④低血糖とは

　正常では血糖値は 70mg/dL 以上に保たれている。血糖値が 70mg/dL 以下になると異常な空腹感、生あくびなどの症状が出る。血糖値が 50mg/dL 以下になると**中枢神経機能低下**、脱力感、手指の震え、冷汗、動悸が出現する。血糖値が 30mg/dL 以下に低下すると意識障害、痙攣、昏睡状態となる（**図16**）。

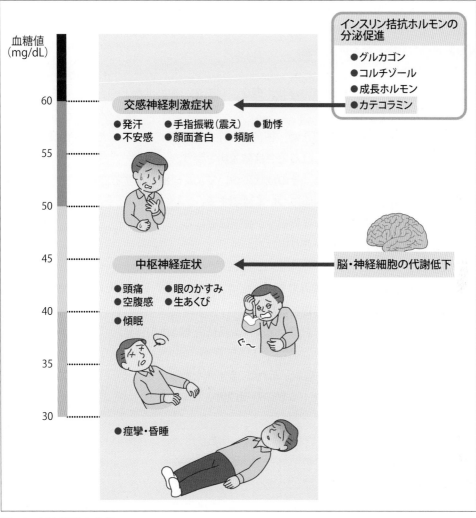

図16　低血糖時の症状
（河盛隆造，綿田裕孝：インフォームドコンセントのための図説　シリーズ糖尿病．改訂版，21-34，医薬ジャーナル社，東京，2017．より引用改変）

⑤**糖尿病の慢性合併症**

A. 最小血管障害

　糖尿病性網膜症、糖尿病性腎症、糖尿病性神経障害が出現する。

B. 大血管障害

　高血圧症、脂質異常症、さらに肥満や喫煙などの因子と組み合わさると全身の動脈硬化を発症する。

⑥**糖尿病の治療**

　食事療法、運動療法、薬物療法を組み合わせて行う。

　薬物療法は経口血糖降下薬や**インスリン治療**である。

⑦**口腔顎顔面領域に生じる糖尿病の兆候**

　・著しい口渇と口腔内乾燥

　・顕著な口腔組織の脆弱化

- ・歯肉炎と多発性膿瘍
- ・急速に進行する歯槽骨吸収と歯の動揺
- ・観血処置後の治癒不全や術後感染

⑧**歯科治療上の留意点**

- ・インスリン注射の有無、低血糖の症状、腎症、網膜症、神経症などの合併症を有しているかを確認する。
- ・創傷の感染や治癒が遷延化するため、術後には注意が必要である。また、抜歯窩などの外科的治療創部の治癒不全がみられるときは糖尿病を疑う。
- ・低血糖発作の既往がある際には、その症状についてよく医療面接する。
- ・歯科治療前に食事摂取と薬剤内服について確認する。
- ・歯科治療の予約は空腹時である昼食前や夕食前は避ける。
- ・一度に広範囲の処置は可能なかぎり避ける。

⑨**投薬時の注意点**

- ・糖尿病薬剤は血管収縮薬、浸潤麻酔薬、止血薬、非ステロイド性抗炎症薬（NSAIDs）、抗菌薬に対する相互作用に関する報告はない。
- ・スニフォニール尿素系薬剤とテトラサイクリン系抗菌薬は併用注意。

⑩**予測される緊急事態と対処**

　低血糖発作を生じた場合の対処法：意識があれば、まず水を飲ませる。その後ブドウ糖やジュースなどを飲ませる。意識消失の際はブドウ糖の静脈注射。

③ 骨粗鬆症

①**骨粗鬆症の成因**

　骨の代謝は骨芽細胞による骨形成と破骨細胞による骨吸収が絶え間なく行われ、新陳代謝が繰り返されている。女性では閉経に伴うエストロゲンの低下が骨粗鬆症の原因である。男性ではテストステロンの経年的減少が緩やかなため、同年代の女性に比較して骨粗鬆症のリスクは少ない。また、加齢による**慢性腎臓病（CKD）**での骨ミネラル代謝異常は、ビタミンD活性化能を低下させ、骨粗鬆症を助長する。

②**骨粗鬆症とは**

　骨の形態的な変化はみられないが、単位体積当たりに**骨量**が減少した状態で、骨吸収が骨形成を上回り、骨内部に間隙ができる病態である。骨密度と骨質の低下により、骨強度が低下して骨折を生じる。

　脆弱性骨折の好発部位は、前腕骨遠位端、錐体、大腿骨近位部である。

③**検査**

　骨質の検査は**二重エックス線吸収法（DXA法）**である。一般的には**骨密度測定**を行う。骨代謝のバランスは血液検査や尿検査で骨代謝マーカーを測定する。

④**治療**

　薬物療法としては、**骨吸収抑制薬（BP製剤、SERM、エストロゲン製剤、カルシトニン製剤）**、骨代謝調節薬（活性型ビタミンD₃製剤）、骨形成促進薬（活性型ビタミンD₃製剤、ビタミンK₂

製剤、副甲状腺ホルモン：PTH 製剤）、**抗 RANKL 抗体製剤**などがある。

その他は食事療法、運動療法である。

⑤歯科治療上の留意点

骨粗鬆症の薬物療法としては、主に BP 製剤や抗 RANKL 抗体製剤が使用される。これらの薬剤を使用している患者で、口腔衛生状態の不良や歯周疾患などの炎症を有している場合において、観血的治療などの侵襲が加わると、治療後に顎骨壊死を生じることが報告されている。これをビスフォスフォネート関連顎骨壊死（BRONJ）、骨吸収抑制薬関連顎骨壊死（ARONJ）、または薬剤関連顎骨壊死（MRONJ）という。

したがって、BP 製剤や抗 RANKL 抗体製剤を使用している患者において、侵襲的な歯科処置を行うときは、十分留意する必要がある。

4 歯科衛生士が留意すること

①処置前の注意点

A. 糖尿病患者

糖尿病患者が来院した際には、血糖コントロールの状態を聴取し、歯科的治療を問題なく行えるかどうか確認する。また、糖尿病患者は空腹時の治療や、治療により食事時間が遅れると低血糖発作が起きやすいため、予約は食事時間の妨げにならないよう昼食前や夕食前を避け、食後の早い時間にとるようにする[24]。また、来院した際には、いつも通り食事を摂取してきたのかも確認し、もし食事が十分に摂れていないようであれば、歯科医師に報告する（**表 16**）[25]。

B. 骨粗鬆症患者

骨粗鬆症患者が来院した際には、骨粗鬆症の原因や症状、服薬を確認する。特に BP 製剤や抗 RANKL 抗体製剤の服用については、いつから、どれくらいの期間服用しているかを確認する[24]。

表 16　糖尿病患者の処置前の注意点

来院時に確認すること	・血糖コントロールの状態（HbA1c、空腹時血糖値、食後2時間血糖値など） ・内科主治医名、医療機関の連絡先、現在受けている治療法や治療薬の内容 ・合併症や併存疾患の有無 ・低血糖ショックや高血糖状態の出現の有無 ・来院日の食事の摂取状況、経口糖尿病薬の服用、インスリン注射
予約時に注意すること	・昼食前や夕食前の時間に予約はとらない ・食後の早い時間に予約をとる

②処置時の注意点

A. 糖尿病患者

高血糖でも、低血糖でも発作は起きるが、特に低血糖は急速に機能低下をきたし、緊急性が高いため、迅速な対応が求められる。低血糖発作がみられたら即座に歯科医師に報告し、患者の意識がある場合は、ブドウ糖を多く含む飲料水（200mL）や飴などを経口摂取させる。ただし、αグルコシダーゼ阻害薬を服用している患者は砂糖を摂取してもすぐにブドウ糖に分解できないため、ブドウ糖（10g）または、ブドウ糖を多く含む飲料水を摂取させる。意識がない場合

には、歯科医師により、50％ブドウ糖注射液を注射する[26]。

処置中に患者が気分不良を訴えたら、低血糖や高血糖によるものか、血管迷走神経反射などの全身的偶発症なのかを鑑別する必要があるため、チェアーサイドに血糖自己測定器を置いておくとよい[25]。

また、糖尿病患者は高血圧や動脈硬化を合併していることが多いため、処置時には血圧、脈拍数、SpO_2をモニタリングするとともに、歯科治療に対する不安感や恐怖心によって血圧上昇が起きないよう十分に注意する[25]。

血糖コントロール不良の場合は、脱水傾向のため口腔乾燥を引き起こし、口腔衛生状態を悪化させる。口腔環境が改善されると、血糖コントロールも改善されることから、歯科衛生士には徹底した口腔衛生指導と口腔衛生管理が求められる[27]。糖尿病の程度にかかわらず、不用意に歯肉を傷つけないよう注意しながら歯肉縁上の口腔衛生管理は通常通り行い、血糖コントロール不良である患者の歯肉縁下のSRP（スケーリング・ルートプレーニング）を行う際は、歯科医師の指示を仰ぎ、必要に応じて内科担当医と連携し、実施する[28]。

B. 骨粗鬆症患者

骨粗鬆症患者は弱い力で骨折が起こるため、脊椎や腰椎の変形や痛みを伴う場合は、ヘッドレストの位置の工夫や背中にクッションを入れるなど処置時の体位に配慮し、処置は短時間にする。また、骨粗鬆症の患者は歯周病の活動性が高く進行も速いため、定期的かつ長期的なメインテナンスが重要となる[24]。BP製剤や抗RANKL抗体製剤を使用している患者では、骨吸収抑制薬関連顎骨壊死（ARONJ）が起きないよう、2～3カ月に1度は定期健診をして口腔衛生管理を徹底し、義歯を装着している場合は、粘膜に外傷がないか注意深く観察する。

（金子忠良、満足　愛）

6 ｜ 内分泌疾患

1 内分泌とは

Starlingが1905年に「内分泌腺で作られ、血流を介して運搬され、標的細胞を刺激する化学物質」をホルモンと命名した。内分泌系とは内分泌腺からホルモンが血液中に分泌され、遠隔の標的細胞に運搬され特異的受容体に結合して、作用を発揮する生体内情報伝達系をいう。

ホルモンは化学構造からペプチドホルモン、ステロイドホルモン、アミノ酸ホルモンの3つに大別される。

ヒトの主な内分泌腺は視床下部、下垂体、甲状腺、副甲状腺、ランゲルハンス島、副腎、性腺、消化管などである。

2 内分泌疾患

内分泌疾患は病因により以下に分類される。

・ホルモン分泌低下

- ・ホルモン分泌過剰
- ・ホルモン受容体の異常
- ・ホルモン値に変動がない内分泌疾患

3 甲状腺疾患

①甲状腺機能亢進症

原発性と続発性（中枢性）に分類される。臨床的に発生頻度が高い原発性甲状腺機能亢進症はBasedow病である。

A. Basedow病

甲状腺濾胞上皮細胞表面に発現しているTSH受容体に対する自己抗体である抗TSH受容体抗体産生により、TSH受容体が持続的に刺激を受けサイロキシンを産生分泌する自己免疫疾患である。15～50歳の女性に多く、男女比は1：7～10で、女性に多い。

a. 症状

動悸、多汗、体重減少、全身倦怠感、眼球突出などを示す。

甲状腺腫、頻脈、眼球突出を併せて**メルゼブルグ三徴**という。

b. 検査

FT$_3$とFT$_4$の高値、TSHの低値などの異常値。超音波検査で甲状腺腫大がみられる。

c. 治療

抗甲状腺薬内服治療、アイソトープ治療、手術療法などがある。

d. 歯科治療時の留意点

- ・歯科治療は甲状腺機能亢進症の症状が安定化し、頻脈や心不全などの合併症がコントロールされてから歯科治療を行う。
- ・アドレナリン添加2％リドカイン塩酸塩は原則禁忌である。
- ・心房細動などの合併症に対しては抗凝固療法の有無を確認する。

②甲状腺機能低下症

甲状腺ホルモンが低値となる状態で、原発性と続発性の原因がある。**慢性甲状腺炎**による原発性甲状腺機能低下症が最も発生頻度が高い。

基礎代謝率の低下により、全身倦怠感、体重増加、抑うつ状態、徐脈、低血圧、ムコ多糖の沈着による口唇肥大や巨大舌を生じる。

A. 慢性甲状腺炎（橋本病）

甲状腺特異的自己抗体の産生と甲状腺濾胞上皮細胞の傷害を特徴とする自己免疫疾患である。20～50歳の女性に多く、男女比は1：10～20で、女性に多い。

a. 症状

甲状腺ホルモン産生能が低下し、甲状腺ホルモンが低値となると甲状腺機能低下症と共通な臨床症状を呈する。

b. 検査

抗甲状腺ペルオキシダーゼ抗体、抗サイログロブリン抗体が陽性となる。

FT$_3$とFT$_4$の低値、TSHの高値などの異常値を示す。

c. 治療

　　甲状腺ホルモン製剤を投与する

d. 歯科治療時の留意点

・甲状腺ホルモン製剤が投与され、甲状腺ホルモン値が基準値内であれば、通常の歯科治療に支障はない。ただし、レボチロキシンナトリウムが投与されている際は、クマリン系抗凝固薬（ワーファリン）の作用や交感神経刺激薬（アドレナリンほか）を増強することがある。

・代謝低下により薬物代謝機能も低下する。中枢神経抑制作用のある鎮静剤などの使用には注意が必要である。

④ 副甲状腺疾患

①原発性副甲状腺機能亢進症

　副甲状腺に発生した腺腫、過形成や癌などにより**副甲状腺ホルモン（PTH）**が自律的かつ過剰に分泌され、**高カルシウム血症**をきたすものが原発性副甲状腺機能亢進症（pHPT）である。pHPT は頻度の高い内分泌疾患で、わが国では約 2,000 ～ 3,000 人に 1 人程度とされる。男女比は 1：3 で、女性に多く、特に中高年者に多い。

　腺腫などが大きくなり、PTH 分泌能が高くなると高カルシウム血症を生じる。

A. 高カルシウム血症

　　血中 Ca 濃度が 12mg/dL 以上になると、易疲労感、口渇、多尿、悪心、便秘などの症状が発現する。血中 Ca 濃度が 15mg/dL 以上は重症で、脱水と急性腎不全を発症し**高カルシウム血症性クリーゼ**と呼ばれる。

B. 臨床病型

　　臨床病型は 3 つに大別される。骨病変（線維性骨炎）が主体となる骨型、腎病変（高カルシウム血症に基づく多尿と尿路結石）が主体となる腎型、高カルシウム血症のみで無症状である化学型（現在はほとんどがこのタイプで発見される）。

C. 治療

　　腺腫では外科的摘出術。過形成では亜全摘または全摘。高カルシウム血症クリーゼでは、脱水の是正と BP 製剤の投与。

D. 歯科治療上の留意点

　　長期に BP 製剤を服薬している患者では、抜歯などの外科的処置に伴い、薬剤関連顎骨壊死を発症する可能性があるので、休薬や施術の時期について担当医師との相談が必要となる。

②副甲状腺機能低下症

　副甲状腺ホルモン（PTH）の作用不足により、**低カルシウム血症**と**高リン血症**を呈する疾患である。PTH の分泌低下の原因が明らかな**続発性副甲状腺機能低下症**が多く、PTH の分泌は保たれているにもかかわらず、標的臓器の PTH に対する先天的不応性を呈するものを**偽性副甲状腺機能低下症（PHP）**という。

A. 症状

　　低カルシウム血症によるしびれや**テタニー**、痙攣等が主症状である。重症例では全身の強直

性痙攣を生じる。

B. 歯科治療時の留意点

歯科治療中にテタニーの発症、低血圧や精神的不穏などを発症することがあるため、担当医師との相談が必要となる。

5 副腎皮質機能低下症

外傷やリンパ腫、結核などの疾患により両側副腎皮質が損傷を受け、副腎皮質ホルモンの分泌不全をきたした状態を**原発性副腎皮質機能不全**という。コルチゾール分泌を促すため、副腎皮質刺激ホルモンが過剰分泌となる。アルドステロン分泌も低下するため、血圧低下などの重篤な状態になりやすい。下垂体腫瘍や下垂体炎など、主に下垂体の異常で発症し、副腎皮質刺激ホルモンの分泌が低下するために、副腎皮質ホルモンの分泌不全をきたすのが**続発性副腎機能不全**である。長期ステロイド投与による副腎皮質の萎縮に伴う**医原性副腎皮質機能低下症**などがある。

①症状

体重減少、低血糖、精神症状、血清 Na 低下、血清 K 上昇、低血圧などがみられる。皮膚、歯肉、舌などの色素沈着、女性では月経不順、恥毛の脱落などを生じる。副腎皮質機能低下が重症化した場合を**副腎クリーゼ**という。血圧維持ができず、ショック状態となり、生命を脅かす状態となる。

②診断

内分泌学的検査、免疫学的検査、画像検査などで診断する。

③治療

ホルモン補充療法、続発性の場合は原因疾患の治療を行う。

④歯科治療時の留意点

患者が副腎皮質機能低下症で、副腎皮質ステロイド薬を使用している場合においては、歯科治療などのストレスが加わるとグルココルチコイドの必要量が増加するため、グルココルチコイドを増量する必要がある（**ステロイドカバー**）。できるだけ、不安軽減措置をとり、術前・術中・術後を通じて脈拍、血圧をモニターする。

6 歯科衛生士が留意すること

①治療前の注意点

主な内分泌性疾患は甲状腺疾患であるが、甲状腺疾患患者が来院する際は、甲状腺機能亢進症なのか低下症なのか合併病の有無を合わせて確認するとともに、甲状腺ホルモンのコントロール状態や服薬についての情報も収集する。特に、甲状腺機能亢進症は自己判断で服薬を中止すると血液中の甲状腺ホルモンが急激に増加してショックや昏睡を起こすことがある（**甲状腺クリーゼ**）ため、服薬の状態を必ず確認する[31]。甲状腺ホルモンのコントロール良好な患者は支障なく日常生活を送ることができ、歯科治療でも大きな問題は生じないが、甲状腺ホルモン作用不足により、狭心症や急性心筋梗塞などの動脈硬化性疾患が起こる可能性があるため、これらの既往の有無も確認するとよい[31]。

②治療時の注意点

　甲状腺機能亢進症の患者は、甲状腺ホルモンのコントロールが良好であっても、歯科治療による不安感や恐怖心といった強いストレスを感じると、血圧上昇や心拍数の増加などの交感神経刺激症状が現れやすい。甲状腺機能低下症の患者も同様に、治療時の不安感や恐怖心によって徐脈や血圧低下がみられ、処置中の疼痛刺激により血管迷走神経反射が起これば心拍数は減少し、血圧もさらに低下する。したがって、処置中は血圧、脈拍、SpO_2 をモニタリングすることが望ましく、著しい頻脈や徐脈が生じたときは、患者の状態を観察しながら、訴えをよく聞き、甲状腺機能異常に伴う症状を認めるときは歯科医師に報告し、内科主治医と連携のもと処置を行う。

　甲状腺疾患の患者を担当する際には、患者が不安感や恐怖心を感じないように、リラックスできる環境づくりを心がけるとともに、甲状腺機能低下症の患者に対しては、体の冷えによる血圧低下が起きないよう、診療室内の温度調整や膝かけやブランケットをかける配慮も必要となる [32]。

　甲状腺ホルモンのコントロール良好な場合の口腔衛生管理は、通常通りに行うことができる。しかし、甲状腺疾患は口腔乾燥や口渇が生じる可能性がある [31] ため、処置前に唾液分泌量を促すような唾液線マッサージや口腔内に水分を付加することを目的に口腔保湿剤や含嗽剤を応用するとよい。

（金子忠良、満足　愛）

7 ｜ 腎・泌尿器・生殖器疾患患者

1 腎・泌尿器・生殖器の機能

　泌尿器とは、尿の生成から排泄までに関与する器官の総称であり、**腎臓**、**尿管**、**膀胱**、**尿道**によって構成される（男性は**生殖器**も含む）。尿を生成する腎臓は、構造上から皮質と髄質に分けられ、約 100 万個の**ネフロン**（腎臓の機能的単位であり腎小体〈糸球体とボウマン嚢〉と尿細管〈近位尿細管、ヘンレのループ、遠位尿細管〉）より構成されている。腎臓に入り込む動脈が最終的に形成する毛細血管網が糸球体であり、それを取り囲むボウマン嚢へ、血液から水分・ブドウ糖・電解質・薬物の代謝産物などを濾過し原尿を生成する（この濾過する能力が糸球体濾過量〈GFR〉であり腎機能評価の指標となる）。

　その後、生成された原尿から生体が必要とするブドウ糖やアミノ酸、電解質などは水分とともに尿細管から血管内に再吸収され最終的な尿が生成され、尿管・膀胱・尿道を経て体外に排泄される。腎臓は排泄機能以外にも、体の水分量や血漿電解質濃度、酸塩基反応の調整、さらにはホルモンであるレニン（血圧調整）やエリスロポエチン（赤血球数の調整）の分泌など、多くの機能を有する臓器である（**図 17**）。

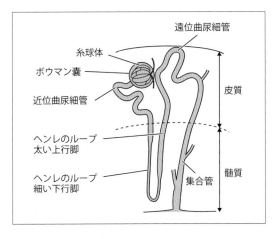

図17　腎の機能単位（ネフロン）
（西田百代監修：知らなかったではすまされない！有病高齢者治療のガイドライン上．改訂新版, 228, クインテッセンス出版, 2013. より引用改変）

2　腎・泌尿器・生殖器疾患

泌尿器疾患は、腎臓、尿管、膀胱、尿道および生殖器に生じた外傷や先天奇形、腫瘍、不妊などである。本項では、腎・泌尿器・生殖器疾患の中で、歯科治療と深く関連性のある慢性腎臓病（CKD）や前立腺癌、排泄障害を生じる疾患について解説する。

①慢性腎臓病（CKD）（表17）

CKD は、ほとんどの腎疾患が原因となりうるが、主な原因としては、**慢性糸球体腎炎**や、**糖尿病**、**高血圧症**、**脂質異常症**などの生活習慣病があげられる。臨床症状としては、乏尿、浮腫、高血圧症、悪心、肺うっ血による呼吸困難、貧血などがあげられる。本疾患は、ネフロンの破壊を伴うため、治療を行ったとしても腎機能の改善は見込めない。残りのネフロンが、代償的に尿の生成を行うものの、機能しているネフロンにも負荷がかかり、腎機能障害は増悪化する。よって治療は、生活習慣の見直しから始まるものの、最終的には人口透析や腎移植が必要となる場合がある。

CKD の重症度の評価には、CKD の重症度分類が用いられ、保存的治療法では対応できなくなった患者に対して、人工透析（血液透析または腹膜透析とあるが主には血液透析）が適応される。血液透析は、造設されたシャント（血液の取り出しを容易にするためのもの）から血液を体外に取り出し、ダイアライザー（透析器）で濾過を行う方法であり、約4時間程度の時間を有し、1週間に3回ほど施行される。体外に取り出された血液は凝固してしまうため、抗凝固薬として主にヘパリンが使用される（**表18**）。

表17　慢性腎臓病（CKD）の診断基準

①尿異常、画像診断、血液、病理で腎障害の存在が明らか、特に 0.15g/g Cr 以上の蛋白尿（30mg/g Cr 以上のアルブミン尿）の存在が重要。
②GFR<60mL/ 分 /1.73m^2
　なお GFR は日常診療では血清 Cr 値、性別、年齢から日本人の GFR 推算式を用いて算出する。
　eGFRcreat（mL/ 分 /1.73m^2）=194 ×血清 Cr（mg/dL）$^{-1.094}$ ×年齢（歳）$^{-0.287}$
　（女性の場合には× 0.739）
　　注：酵素法で測定されたクレアチニン値（小数点以下 2 桁表記）を用いる。18 歳以上に適応する。
　　①、②のいずれか、または両方が 3 カ月以上持続することで診断する。

（日本腎臓学会編：エビデンスに基づく CKD 診療ガイドライン 2018．東京医学社，東京，2018. より引用）

原疾患	蛋白尿区分		A1	A2	A3
糖尿病	尿アルブミン定量（mg/ 日） 尿アルブミン /Cr 比（mg/gCr）		正常	微量アルブミン尿	顕性アルブミン尿
			30 未満	30~299	300 以上
高血圧 腎炎 多発性嚢胞腎 移植腎 不明 その他	尿蛋白定量（g/ 日） 尿蛋白 /Cr 比（g/gCr）		正常	軽度蛋白尿	高度蛋白尿
			0.15 未満	0.15~0.49	0.50 以上
GFR 区分 （mL/ 分 /1.73m²）	G1	正常または高値	≧ 90		
	G2	正常または軽度低下	60~89		
	G3a	軽度 ~ 中等度低下	45~59		
	G3b	中等度 ~ 高度低下	30~44		
	G4	高度低下	15~29		
	G5	末期腎不全（ESKD）	<15		

表 18　CKD の重症度分類

CKD の重症度は原疾患・GFR 区分・蛋白尿区分を合わせたステージにより評価する。死亡、末期腎不全、心血管発症のリスクを緑のステージを基準に、黄、オレンジ、赤の順にステージが上昇するほどリスクは上昇する。
（日本腎臓学会編：エビデンスに基づく CKD 診療ガイドライン 2018．東京医学社，東京，2018．より引用）

② 前立腺癌

　前立腺癌は、60 歳以降から高齢になるに従い発症率が顕著に上昇する悪性腫瘍であり、病理学的には大部分が腺癌である。初期の段階では無症状であることが多く、進行すると排尿障害や血尿、腰痛などが出現する。現在、血清 PSA（前立腺特異的抗原）測定の普及に伴い前立腺癌の早期発見および治療が可能になった。前立腺癌は、リンパ節以外にも骨に転移することが多く、前立腺癌患者は BP 製剤および抗 RANKL 抗体製剤などの骨吸収抑制薬の投与をうけていることがある。

③ 頻尿

　1 日の排尿回数が正常より多い状態であり、膀胱炎、尿道炎、神経因性膀胱、前立腺炎、前立腺肥大、刺激膀胱、膀胱腫瘍などで生じる。

④ 尿失禁

　尿を膀胱内に保持する括約筋の機能的、器質的障害によって不随意に体外に尿が流出する状態であり、溢流性尿失禁、神経因性膀胱、腹圧性尿失禁、切迫性尿失禁などがあげられる。

❸ 口腔顎顔面領域に生じる腎・泌尿器・生殖器疾患の特徴

① CKD

　初期の CKD は、自覚症状が乏しく健康診断などで判明することが多い。症状が進行すると、高血圧症、悪心、食欲不振、浮腫、貧血といったさまざまな症状が出現する。口腔顎顔面領域に生じる所見としては、**舌乳頭の萎縮、顔色や眼瞼結膜、口腔粘膜の蒼白色化**が特徴で、口腔乾燥症、口角炎、味覚異常、嚥下困難を生じることもある。

②頻尿

排尿障害に対して使用される**抗コリン薬は、口腔乾燥症が5％以上の割合で出現する**ことが報告されており、口腔衛生状態の劣悪化や、疼痛、味覚異常などを引き起こす。

③前立腺癌

骨転移に対して使用される BP 製剤および抗 RANKL 抗体製剤は、有害反応として骨吸収抑制薬関連顎骨壊死（ARONJ）が発症し、骨への侵襲的歯科処置が、その発症リスクを増大させることが問題となっている。

4 歯科治療上の留意点

① CKD 患者

医療面接や医科担当医への対診で得るべき情報は、合併症や併存疾患の有無、腎機能障害の状態および治療状況（透析治療の有無）である。CKD 患者は、多くの併存疾患が存在するため、患者の全身状態を十分加味して治療計画を立案しなければならない。また、歯科で処方する薬は、腎臓に負担をかけるものが多く存在する。

患者の腎機能が、CKD の重症度分類で G1A1 および G2A1 であれば特に投薬に注意する必要はないが、それ未満もしくは併存疾患を有する場合は適宜減量しなければならない。医科担当医へ対診する際は、使用予定の薬剤について使用量および使用方法を相談することが好ましい。透析患者においては、透析開始時期、シャントの部位、透析のスケジュールを確認すべきである。透析患者は、透析後が最も全身状態が良好であることから、歯科治療は透析後に行うことが好ましい。

②前立腺癌患者

現在の状態や治療状況（骨転移の有無、BP 製剤や抗 RANKL 抗体製剤の投薬の有無と投与方法、投与期間、休薬の可否）を医科担当医に確認することが望ましい。BP 製剤や抗 RANKL 抗体製剤の投与を受けている患者は、骨への侵襲的歯科処置（抜歯、インプラント埋入、根尖あるいは歯周外科処置）や不適合義歯、過大な咬合力、不良な口腔衛生状態、歯周病や根尖性歯周組織炎などの感染症によって ARONJ が発症する。

初期の ARONJ は、骨露出が明らかでないこともあり、深い歯周ポケットや歯の動揺程度であることから診断に苦慮することが多い。よって骨吸収抑制薬の投薬を受けている患者において、常に ARONJ の可能性を念頭に置く必要がある。

③排尿障害のある患者

口腔乾燥症や味覚異常、口腔カンジダ症を有する患者の背景に、排尿障害の治療薬として処方される抗コリン薬の有害反応が関与している可能性がある。よって、排尿障害を有する患者に対して現在の投薬内容を確認する必要がある。

5 歯科衛生士が留意すること

① CKD 患者

　CKD 患者は多くの合併症を有する可能性がある。よって、歯科衛生処置中は、循環動態の変動等をこまめに気にしなければならない。透析患者の場合は、シャントを利き腕と逆の前腕部に造設していることが多い。血圧測定を行う際に、マンシェットをシャント側の腕に巻いてしまうと、シャントが閉塞してしまう危険性があるため、**シャントを形成していない腕で血圧測定をしなければならない**。また、合併症や併存疾患を有する患者においては歯科治療における疼痛や恐怖などのストレスに弱いことが多く、極力リラックスした状態で丁寧な歯科衛生処置に努めるべきである（**図18**）。

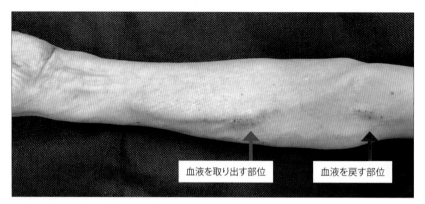

血液を取り出す部位　　血液を戻す部位

図18　シャントを造設した前腕

②前立腺癌患者

　前立腺癌の既往がある患者は、骨転移に対して骨吸収抑制薬の投与を受けている可能性があり、投薬の有無を患者に確認することが好ましい。不良な口腔衛生状態や歯周病は、ARONJ の発生原因の一つとして報告されているため、患者の口腔内を定期的にチェックし、口腔健康管理の重要性を指導するとともに実施すべきである。ARONJ 発症初期は、骨露出が明らかで、歯の動揺など歯周病と類似している。よって歯周病なのか ARONJ なのか判断が困難な場合は、歯科医師に相談し、指示を受けることが好ましい。ARONJ が進行すると、口腔内および口腔外に顎骨が露出する。口腔衛生管理を行っている際は、歯のみならず歯肉や顔面皮膚なども観察し、顎骨の露出がないかどうかを注意する必要がある。

③排尿障害に対して抗コリン薬投与を受けている患者

　抗コリン薬は、5％以上の症例で口腔乾燥症が引き起こされることが報告されている。唾液による自浄作用が低下すると、口腔衛生状態は不良となり、う蝕、歯周病、口腔カンジダ症の発症原因となるため、口腔衛生状態の維持は徹底すべきである。また、口腔内の灼熱感や味覚異常を訴える患者も多い。このような患者に対して、保湿効果のある洗口薬、保湿ジェル、人工唾液などを用いて口腔内を湿潤することは症状の改善に有効である。

（小澤重幸、松田啓子）

8 肝疾患患者

1 肝臓の機能（図19）

　肝臓の主な機能は代謝と貯蔵、解毒および胆汁の分泌である。代謝機能はブドウ糖からグリコーゲンを合成し必要に応じて血中にブドウ糖を放出して血糖値を一定に保つ。アミノ酸からアルブミン、グロブリン、血液凝固因子などのタンパク質を合成するとともに、必要な物質は肝臓内に貯蔵する。合成機能が低下すると**血清総コレステロール値や血清アルブミン値の低下、プロトロンビン時間の延長**などがみられる。

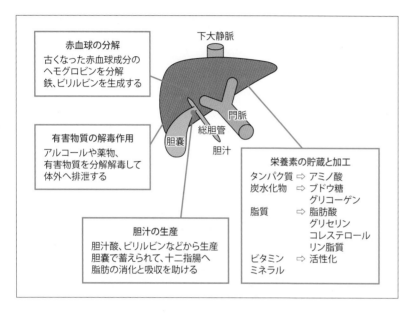

図19 肝臓の機能

　一方、老廃物やアルコール、薬物など身体に不要な物質は無毒化する。不要なアミノ酸は肝細胞で分解されるが、そのときに有害なアンモニアが生じる。アンモニアは主に肝臓で尿素に代謝され、尿中に排泄される。薬剤も肝臓で代謝される。また、肝臓ではビリルビン（脾臓で産生されたヘモグロビンの分解産物）と胆汁酸（コレステロールより産生）などから胆汁を合成する。肝細胞や肝臓からの排泄が障害されると血清ビリルビン（直接ビリルビン）値が上昇し、黄疸を生じる。

2 肝疾患

①ウイルス性肝炎

　肝炎ウイルスの感染による肝臓の炎症で、日本人に最も多いのが肝疾患である。日本人で特に多いのはA型、B型、C型肝炎ウイルスの感染である。B型肝炎ではウイルスキャリアの1割、C型肝炎では急性肝炎の7割が慢性化する。慢性肝炎では肝細胞が徐々に破壊され、やがて肝硬変や肝癌へ進行していく。

　A型肝炎は、感染者から排泄された便中のA型肝炎ウイルスが、食物（牡蠣など）や飲料水な

どを通じて口に入る経口感染により発症する。B型肝炎は、ほとんどが輸血によるB型ウイルスの感染により発症するが、ほかにも注射や鍼、性行為など、人の血液や精液・体液によっても感染する。C型肝炎ではC型肝炎ウイルス感染により発症する。感染者の多くは、慢性肝炎へと移行し、肝硬変や肝癌に移行するおそれがある。肝癌の原因の約80％がC型肝炎であるが、近年有効な治療薬が開発され、ウイルスの完全な除去が可能になっている（**表19**）。

表19 主なウイルス性肝炎の特徴

ウイルス	A型肝炎（HAV）	B型肝炎（HBV）	C型肝炎（HCV）
潜伏期間	2〜6週	2〜6カ月	2週〜6カ月
慢性化	なし	あり	あり
劇症化	0.1％	1〜2％	0.1％
予防ワクチン	あり	あり	なし
感染経路	食物から感染	血液、唾液などの体液から感染	血液、唾液などの体液から感染

②**肝硬変**

慢性肝炎が進行して起こるもので、慢性の肝細胞壊死と再生の繰り返しの結果生じる肝全体に及ぶ線維化を生じた状態をいう。原因には肝炎ウイルス、アルコール、自己免疫性などがあるが、肝炎ウイルスが約80％を占め、そのうち約80％がC型肝炎ウイルスによるものである。肝硬変が進行し、肝臓が硬くなると、肝臓内での血流が悪くなり、肝臓への血液の流入量が減少することから、腹水や浮腫といった肝内血流障害の症状が出現し、脾腫を生じることにより、**貧血や血小板数の減少**を認めるようになる。そのほか、末梢血管が拡張することから血液量が増え、手掌紅斑やくも状血管腫、胃食道静脈瘤、肝性脳症が出現する（**表20**）。

表20 進行した肝疾患の症状

- 目や体、口腔粘膜が黄色くなる（黄疸）
- 手のひらが赤くなる（手掌紅斑）
- 皮膚表面（鼻の頭）の細い血管が浮き出てくる（くも状血管腫）
- 出血しやすくなる（出血傾向）
- 口臭がある（アンモニア臭）
- お腹がふくれてくる（腹水）
- すぐ眠ってしまう（肝性脳症）
- 吐血する（食道静脈瘤からの出血）

肝硬変において、腹水・黄疸・下腿浮腫・肝性脳症などの肝機能の低下・門脈圧亢進症による症状が、いずれもみられない場合を代償性肝硬変、一つでもみられる場合を非代償性肝硬変と分類している。

③**アルコール性肝障害**

アルコールによる直接的細胞障害作用と線維増殖、過剰の脂肪摂取が原因となる。

④**薬剤性肝障害**

用量依存性の中毒性肝障害と用量依存性ではないアレルギー性肝障害がある。医薬品による肝障害はアレルギー性肝障害が大多数を占める。

⑤**脂肪肝**

アルコールやエネルギーの過剰摂取、糖尿病、薬剤や毒物の中毒などによって、肝細胞の30％以上に余分な中性脂肪がたまった状態をいう。

⑥**肝癌**

肝癌にはほかの臓器からの転移性癌と、B型やC型肝炎ウイルスが原因となったり、慢性肝炎や肝硬変が進行したりして発病する原発性肝癌の2種類がある。

③ 口腔顎顔面領域に生じる肝障害の兆候

　肝臓は障害がみられてもすぐに症状の出ないことが多く、「沈黙の臓器」といわれている。しかし、病気が進行した肝硬変などでは口腔や顔面にさまざまな兆候が見られることがあり、医療面接時にその兆候を見落とさないことが重要である。血管がくもの足のような形に盛り上がった状態となる**くも状血管腫**が顔面や胸部・手背・腕などに認められる。手のひらなどが赤くなる**手掌紅斑**もみられる。また、**顔面や口腔粘膜、眼球結膜に黄疸**がみられることがある（**図20**）。これらの症状は肝機能障害を示すものである。一方、患者自身が肝障害を認識していないことや症状の悪化を自覚していないこともある。

　口腔内では、ビタミン B_{12} の低下や貧血により、赤色口唇、紅色舌、舌乳頭の萎縮、凝固因子の低下による粘膜下出血斑がみられる。

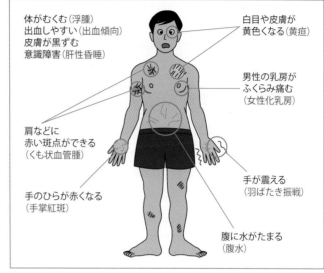

体がむくむ（浮腫）
出血しやすい（出血傾向）
皮膚が黒ずむ
意識障害（肝性昏睡）

白目や皮膚が黄色くなる（黄疸）

男性の乳房がふくらみ痛む（女性化乳房）

肩などに赤い斑点ができる（くも状血管腫）

手が震える（羽ばたき振戦）

手のひらが赤くなる（手掌紅斑）

腹に水がたまる（腹水）

図20　肝疾患患者診察時の確認すべき全身所見

④ 歯科治療上の留意点

①一般的な注意

- ・急性肝炎や慢性肝炎活動期の場合、非代謝性肝硬変ではすべての歯科治療は避け、応急処置に留める。
- ・慢性肝炎の非活動期や代謝性肝硬変では、抜歯を含め通常の歯科治療が可能である。

②創傷治癒遅延

A. 原因

　肝硬変が進むとタンパク合成能が低下することにより低アルブミン血症を生じる。そのため、**創傷の治癒の遅延と易感染性**が生じる。

B. 歯科処置時の注意

　観血処置後には十分な**局所洗浄や抗菌薬の投与**が必要になる。

③出血傾向

A. 原因

- ・肝臓で合成される血液凝固因子が低下する。
- ・肝硬変では**血小板数が減少**することにより、**出血時間も延長する。**

B. 歯科処置時の注意

- ・抜歯時には十分な局所止血を行う。
- ・血小板数や凝固時間（プロトロンビン時間）について対診を行う。

④投薬

A. 問題点
・肝疾患により、低アルブミン血症を生じると組織中の薬物濃度が上昇する。
・肝機能が低下すると薬効が強く現れたり、有害反応が強く出現したりすることがある。

B. 歯科処置時の対策
・抗菌薬は腎排泄型のペニシリン系、セフェム系、キノロン系を使用する。
・肝硬変患者では NSAIDs の使用は避ける。アセトアミノフェンは通常量であれば腎障害が少なく、比較的安全に使用できる。

5 歯科衛生士が留意すること

①肝疾患患者の早期発見

ウィルス性肝炎をもつ患者の多くは自身が肝障害を有していることを自覚している。そのため、問診票や医療面接にて比較的容易に聴取することができる。B 型肝炎、C 型肝炎のウイルスは血液や体液で感染するため注意が必要である。B 型肝炎の場合は完治が望めるため、治療していればウイルス感染の心配はない（感染力の評価として HBs 抗原と HBs 抗体、HBe 抗原と HBe 抗体の状態を確認）。C 型肝炎は、近年経口治療薬が開発され、完治が期待できるようになった。そのため、B 型肝炎と同様に治癒していればウイルス感染の心配はない。医療面接の際はウイルス性肝炎の既往がないか、治療中などのため感染力のあるウイルスを有しているか、肝炎を発症していないキャリアなのか詳しく医療面接する必要がある（**表21**）。

また、肝炎患者では出血傾向を認めることがあるので、医科主治医への対診が必要である。急性期の患者が歯科医院を受診することはないと思われるが、慢性肝炎活動期や肝硬変の患者が歯科医院を受診することは珍しくないと思われる。

最後に、医療面接以外では腹水（腹部が腫れていないか）、黄疸（顔面や眼球が黄色くないか）、下腿浮腫（足がむくんでないか）、手掌紅斑や顔面のくも状血管腫がみられないか確認をすることも大切である。

表21　肝疾患をもつ患者に対する歯科衛生士の医療面接ポイント

・肝疾患の病名
　　ウイルス性肝炎やアルコール性肝炎、肝硬変や肝癌など
・現在の病状や合併症や併存疾患の有無
　　キャリア、急性期または慢性期
　　肝機能の状態（AST、ALT、LDH、TB など）
　　脾腫や食道性脈瘤の合併
・出血傾向の有無
　　凝固因子の低下（PT、APTT）
　　血小板数の減少（PLT）
・現在の治療内容
　　内服薬など

②スタンダードプリコーション（標準感染予防策）

患者が肝炎ウイルス感染者であるか否かに関係なくスタンダードプリコーションを行うことは

いうまでもない。不適切な感染対策は、患者から歯科医療従事者への感染以外にも、グローブの使い回しや診療器具の不適切な滅菌、ウイルスが付着した診療接触面を介してほかの患者へ感染を拡大してしまうことがある。肝炎ウイルス患者に限らず、口腔内の唾液や血液またはそれらが付着した器具に直接触れないように、使用後の器具の分別・洗浄・消毒の処理をする際は、グローブ・エプロンを着用して扱う。

　診療接触面（診療に使用した器材等）の取り扱いにも注意が必要である。医療従事者が汚染された手指やグローブでデンタルユニットや合着用セメントの容器、印象採得時のラバーボールやスパチュラなど、診療に使用するために用意されたもの以外は安易に接触しない、接触させないことも重要である。接触が予想されるライトのハンドル、スリーウェイシリンジやタービン、コントラ、ハンドピース、超音波スケーラーなどを使用する前にはバリアフィルムでシーリング（表面保護カバー）し、患者ごとに交換する。スリーウェイシリンジやタービンなどを使用する際は、唾液や血液の飛沫、補綴物削合時の粉塵も交差感染の原因となるため、歯科衛生士が的確なバキューム操作を行い、細菌・ウイルスを含んだエアロゾルの飛散防止に努める。また、口腔外大型吸引装置を使用することも望ましい。

　患者の口腔内に装着されていた義歯などの補綴物の調整の際も、口腔外大型吸引装置で削片を吸収し、診療室内の床面への飛散を防ぐことが望ましい。印象物や石膏模型からも感染する可能性があるので、印象物は流水で唾液や血液を十分に洗い流し、0.55％フタラール（ディスオーパ®）などに５分間浸漬し消毒後、石膏を注ぐ必要ある。肝炎ウイルス患者ではシリコーン印象材を用いて印象採得を行うことが勧められる。診療器材以外にも、ユニットや機材等のスイッチ、歯科用パソコン、エックス線写真装置、キャビネットの引き出し、水道コック、電話、ドアノブ、ペンなども忘れずに適正な消毒液で清拭する必要がある。

③口腔衛生管理上の注意

　肝炎患者では出血傾向を認めることがあるので処置時には対診が必要である。しかし、歯肉縁上の除石やプロービング程度では止血が困難になることは通常ではない。血小板数３万以下の場合やプロトロンビン時間が延長している場合ではスケーリング後の出血でも止血困難になるので、処置は控えたほうがよい。

（岩渕博史、南木昭代）

9 ｜ 血液・造血器疾患

1 血液とは

　血液は心臓、血管系の中を循環する液体であり、生命維持にきわめて重要である。主な役割は物質運搬、生体防御、止血などである。

　成人において血液量は体重の約８％を占め、体重60kgの成人では４〜５L（体重１kg当たり約80mL）となる。全血液量の1/3を失うと生命が危険となる。

　血液は**血球**と**血漿**から成る。血球は全血液量の45％を占める細胞成分である。血球成分は**赤血球**、**白血球**および**血小板**である。血漿は全血液量の約55％を占める液体成分で、そのほとん

どは水で、その他はアルブミンと凝固因子などの血漿タンパク、電解質、糖質、脂質などが含まれている。

　血漿成分からフィブリノゲンを除いたものを**血清**という。フィブリノゲンと血球が固まったものを**血餅**という。採取した血液を放置すると、血液凝固が進行し、血餅（固形成分）と血清（液体成分）に分離する。

　赤血球の役割は肺で受け取った酸素をヘモグロビンが全身に供給し、組織で排出された二酸化炭素を肺へ運搬する。

　白血球の役割は体内に侵入した病原体や異物から体を守ることであり、顆粒球、単球、リンパ球がその機能を行う。

　血小板の役割は止血である。血管内皮下で活性化して止血機構を司る。

② 造血

　すべての血液細胞は、多分化能力と自己複製能力を兼ね備えた**造血幹細胞**に由来して造血される。造血因子により造血幹細胞から前駆細胞や成熟血球に分化、増殖が行われる。

③ 血液疾患とは

　血液疾患は赤血球の疾患、白血球の疾患、出血性素因に大別される。赤血球系の疾患は骨髄での血球生成機能の低下による貧血（**再生不良性貧血**）、赤血球の DNA 合成障害による貧血（**悪性貧血**）、ヘモグロビン合成障害による貧血（**鉄欠乏性貧血**）に分類される。

　白血球系の疾患は白血病、顆粒球減少症、無顆粒球症に分類される。造血臓器の悪性腫瘍といわれる**白血病**は造血細胞の種類で骨髄性白血病、リンパ性白血病、単球性白血病、骨髄異形成症候群、成人 T 細胞性白血病に分類される。疾患の経過により、**急性白血病**と**慢性白血病**に分類される。

④ 貧血

　造血細胞の３系統のうち、主に赤血球の異常による。血液は酸素を運搬することが重要な働きであり、それを担っているのが赤血球である。赤血球に存在するタンパク質である**ヘモグロビン（血色素）**が酸化ヘモグロビンとなって役割を果たしているが、そのヘモグロビン濃度が低下することを**貧血**という。厳密には循環血液中の赤血球総量の減少と定義されるが、通常はヘモグロビン濃度、ヘマトクリット、赤血球数を用いて判断される。

　WHO では貧血の基準値を表のように定義している（**表 22**）。

　貧血による症状としては、皮膚・粘膜の蒼白、脈拍数の増加（頻脈）、動悸、息切れ、めまい、立ちくらみ、易疲労感などがみられる。その程度は貧血の重症度と相関するが、ヘモグロビン７g/dL 以下では重症となる。

　貧血は MCV と MCHC を用いて次の３つに分類される。

表 22　WHO による貧血の基準値

分類	ヘモグロビン濃度
成人男子	13g/dL未満
成人女性 小児(6〜14歳)	12g/dL未満
妊婦 幼児(6カ月〜6歳)	11g/dL未満

小球性低色素性貧血（鉄欠乏性貧血）、**正球性正色素性貧血**（溶血性貧血、再生不良性貧血）、**大

球性正色素性貧血（悪性貧血、再生不良性貧血）に分類される（第1章2節13「貧血」❸鑑別診断 p.26 を参照）。

以下、代表的貧血について述べる。

⑤ 再生不良性貧血

再生不良性貧血は、造血幹細胞が減少して、骨髄の低形成と**汎血球減少**を呈する。特発性と二次性として薬剤性や肝炎関連などがある。薬剤性はクロラムフェニコール系薬剤や金製剤などによる。罹患率は年間100万人に8.2人と少ない。

⑥ 悪性貧血

胃底部・胃体部粘膜の高度萎縮とそれに伴う内因子の分泌低下に基づくビタミン B_{12} の吸収不良である。自己免疫的機序が想定されている。

臨床症状としては貧血症状、消化器症状、神経症状の3つに大別される。消化器症状として舌乳頭の萎縮による舌の痛みで **Hunter 舌炎**という。神経症状は四肢末端の痺れや知覚異常である。

合併症は胃癌である。また、甲状腺疾患である**橋本病**を合併することが比較的多い。

⑦ 鉄欠乏性貧血

赤血球が全身に酸素を運搬するために必要な鉄が不足した状態で、全身に十分な酸素を供給できなくなり、放置すると心臓や肺に負担がかかる病態である。鉄喪失や鉄不足に陥る原因を解明する必要がある。世界的にも最も頻度の高い貧血であり、社会的問題となっている。

日本人の女性では8〜10%程度の罹患率である。月経のある女性での頻度が高い。一方成人男性では2%以下と少ない。

自覚症状は一般的な貧血の兆候と同様である。鉄欠乏性の貧血で特徴的なものとして、**匙状爪**が知られている。**Plummer-Vinson 症候群**は嚥下障害を生じる。

⑧ 歯科治療上の留意点

患者が貧血を訴えるときは、症状と治療内容をよく確認する。

最も頻度の高い鉄欠乏性貧血患者では、倦怠感や疲労感の訴えがないときは、通常の歯科治療では問題はない。ただし、貧血の一般的な症状である動悸、息切れ、全身倦怠感、立ちくらみ、顔面蒼白などの訴えがあるときは、強い貧血状態の可能性がある。

貧血があると狭心症などの心筋虚血や脳虚血症状が出現する。

口腔処置や管理を行う際は、必ず最新の血液検査データを確認してから行う。

重症貧血では、ヘモグロビン濃度が8 g/dL 以上のレベルまでに改善してから治療を行う。

過度の緊張により、起立時に立ちくらみなどを起こしやすいため、注意が必要である。

基礎疾患を有する**二次性貧血**では当該疾患との関係が問題であり、医科担当医との連携が必要となる。

9 白血球の異常

　白血球の数値に異常をきたす原因は血液疾患、感染症、膠原病などによることが多い。白血球系が増加する疾患と減少する疾患がある。

　複数系統の血球に異常がみられる場合は、造血器腫瘍の可能性がある。

　血液細胞に**遺伝子異常**が生じ、腫瘍性増殖をきたし、白血病や悪性リンパ腫などの病態を引き起こす。遺伝子異常は細菌、ウイルス、薬剤、放射線などが関与して惹起され、遺伝子異常が蓄積することで造血器腫瘍が発症する。

　造血器腫瘍は増殖する細胞によって、**骨髄系腫瘍**と**リンパ系腫瘍**に大別される。

10 造血器腫瘍

　急性白血病は白血病細胞が単クローン性に増殖する疾患である。骨随系では急性骨髄性白血病、またリンパ系では急性リンパ性白血病という。

　急性白血病の症状は造血障害による貧血、易感染性、出血傾向、および白血病細胞の浸潤によるリンパ節腫脹や肝脾腫などがみられる。

　一方、**悪性リンパ腫**は腫瘍細胞がリンパ節などのリンパ組織や皮膚などのリンパ節外の臓器で増殖し、腫瘤を形成する。

11 歯科治療上の留意点

　急性白血病では歯科診療は禁忌である。

　口腔内を清潔に管理し、口腔内感染を予防する。

12 止血機構

　血液は正常時は血管内を漏れることなく、体内を循環している。しかし、血管が損傷すると、出血が起こる。出血部位が**血栓**により止血されると、血管が修復され、不要となった血栓は溶かされる（**線溶**）。この止血から線溶までの流れを**止血機構**という。

　止血には血小板がかかわる**一次止血**と凝固因子がかかわる**二次止血**に分けられる。一次止血では主に血小板が働き、血小板の粘着、放出、凝集の３つの反応で進む。

　この一時止血の異常は**出血時間**によりスクリーニングされる。

　二次止血は血小板による一次止血の周りをフィブリンで覆い、強固な止血血栓を完成させる反応で、一次血栓が二次血栓となる。二次止血に関与するのが**凝固因子**であり、二次止血を血液凝固反応と呼ぶ。

　血液凝固反応では**トロンビン**が産生され、ほかの凝固因子が連続的、増幅的に活性化されて、最終的には**フィブリノゲン**から**フィブリン**を形成する反応である。

　線溶とはフィブリノゲンやフィブリンを分解し、形成された血栓を溶解することである。プラスミノゲンアクチベータによって活性化されたプラスミノゲンはプラスミンとなりフィブリンを

分解する。その産物の総称が FDP である。

　血液は流動性を保ち、血管損傷などで出血が起きると止血血栓を作る。しかし、血栓形成作用や抗血栓作用に異常があると、血管内の不必要な場所に血栓を形成しやすくなり、血管損傷がなくとも出血を起こしやすくなる。

　血小板、凝固、線溶の異常のほかに、血管の異常、血流の異常によっても血栓傾向や出血傾向を生じる。

13　特発性（免疫性）血小板減少性紫斑病（ITP）

　免疫学的機序により血小板の破壊亢進の結果、血小板減少と出血傾向をきたす疾患である。急性型と慢性型に分けられ、急性型は小児に多く、慢性型は成人女性や高齢者に多い。

　症状としては下肢に多い**点状出血**（**紫斑**）、歯肉出血、鼻出血などがみられる。

　血液検査では、血小板数の減少、凝固系は正常、赤血球や白血球は正常である。

14　血友病

　第Ⅷ因子（**血友病 A**）あるいは**第Ⅸ因子**（**血友病 B**）の活性が先天的に低下し、出血傾向をきたす遺伝的疾患である。伴性劣性遺伝で、幼児期から深部組織での出血を反復する。わが国の先天性凝固異常症の中でも最多であり、男児に好発する。

　症状は皮下出血、関節内・筋肉内出血による疼痛性腫脹、抜歯後の止血困難などがみられる。

　血液検査では血小板数正常、血小板機能正常、出血時間正常で、APTT 延長、PT は正常である。

15　歯科治療上の留意点

　出血性素因を有する患者においても、十分な口腔清掃を行うように、指導する。

　血友病や特発性（免疫性）血小板減少性紫斑病では、診断確定後は医学的管理下にあり、凝固因子製剤の定期注射を行うことがある。口腔機能管理を行うときは、凝固因子活性が高い時期に実施する。さらに繰り返し凝固因子製剤を静注されると、凝固因子に対する同種抗体が出現し、**補充療法**を行っても因子活性が上昇しない場合がある。その際は医科に対診または連携を取ることが大切である。

　抜歯等の観血処置はワーファリン服用患者では、**PT-INR** 値が疾患における至適治療域にコントロールされており、かつ適切な止血処置が行われれば、服用を継続した状態で施行し、局所止血処置で対応する。近年は直接経口抗凝固薬（DOAC）も使用されてきている。

　歯周炎の治療後にも歯肉出血が持続するときは、出血性疾患を疑い、慎重に対応する。

　血小板減少症においては、血小板数 5 万 /μL 以上では出血の危険性は少ないとされ、3 〜 5 万 /μL では出血への注意を要し、1 万 /μL 以下では出血の危険性が大きい。

16　歯科衛生士が留意すること

①治療前の注意点

　血液疾患患者が来院した際には、内科主治医に治療経過と処置時の留意点、治療計画について確認したうえで、出血しやすく止血困難なのか、感染しやすいのかなど、それぞれの血液疾患の特徴を十分に理解する（**表23**）。また、口内炎や口腔カンジダ症、ヘルペス感染症など、治療に伴う副作用や併発症の有無についても確認する[44]。

表23　代表的な血液疾患と特徴

	出血傾向 止血困難	易感染性
白血病	●	●
リンパ腫		●
骨髄腫	●	●
特発性血小板減少性紫斑病（ITP）	●	
血友病	●	
再生不良性貧血	●	●

②治療時の注意点

A．出血傾向がある場合

　出血傾向がある患者は、ブラッシングによる出血を恐れ、ブラッシングを控え歯周病が増悪することが多いため、歯周病の初期段階でブラッシング指導を行い、ブラッシングによって出血が減少することを実感してもらうとよい[43-45]。血小板数が5万/μL未満の場合は、出血すると止血困難となるため、口腔衛生管理の適否を内科主治医と慎重に検討する必要がある。処置をする際には、歯肉縁下のSRPは避けるようにし、出血に注意しながら歯肉縁上の口腔衛生管理を行う[44,45]。

B．易感染性疾患の場合

　易感染性のある血液疾患では、口腔環境が不良となると菌血症から敗血症を引き起こすため、口腔内を清潔に保つことが大切である。白血病は、化学療法や放射線治療の前や寛解期に口腔衛生管理を行うことが多いが、歯肉縁下のSRPを行うと菌血症を生じるおそれがあるので、内科主治医に確認したうえで、口腔衛生管理を実施する[43]。ただし、骨髄移植、自己血貯血を予定している場合、処置2週間前のスケーリングは菌血症を引き起こす可能性があり禁忌となるため、自己血貯血の時期を必ず確認する[43]。

　また、白血病の治療中や治療後に口腔内が清潔に保てるよう、口腔衛生指導を徹底することも重要である。

　さらに、化学療法や放射線治療中は口内炎や口腔粘膜炎、口腔乾燥など治療による有害反応が生じるため、口腔保湿剤の利用や歯磨剤や洗口剤を使用しないなど有害反応への対処についても指導するとよい。

（金子忠良、満足　愛）

10 | 免疫疾患

1　免疫系の機能

　ヒトの免疫システムは、生体に本来備わっている皮膚や粘膜上皮における各種抗原（微生物）の侵入に対する防護壁（barrier）や生体内の防御機能（先天性・自然免疫）に加え、後天的に特

異的な抗原に対して獲得した防御機能（獲得免疫）により構成され、段階的に生体を防御している。

　生体は、侵入する微生物などの外来抗原から、上皮により機械的、化学的、細菌学的に防御されている。しかし、上皮が機械的損傷を受けると、微生物による感染症を惹起しやすい状況になる。粘膜上皮では、種々の分泌物が化学的防御物質として機能し、さらに近接する常在細菌叢が外来微生物と競合し、感染防御機能を発揮する。

　自然免疫は、主として白血球由来の顆粒球（好中球、好酸球、好塩基球など）、マクロファージ、NK（ナチュラルキラー）細胞、樹状細胞などの免疫細胞と、補体系、各種サイトカインなどの体液性成分が主にかかわり、外来抗原を非特異的に攻撃し、生体を防御する機能である。この免疫系では、外来抗原に対する免疫記憶はなく、抗原と接触後、ただちに免疫応答が開始される。それに対して、**獲得免疫**は、外来抗原に特異的に応答し、この応答は免疫記憶により長期にわたり保持されることから、生体が再度同じ外来抗原に接触した際には、生体は記憶された免疫応答を開始する。この免疫系では、細胞成分としてはリンパ球（B細胞、T細胞）が主にかか

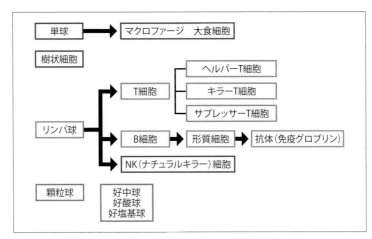

図21　白血球と主な免疫担当細胞

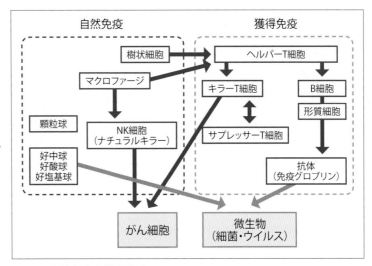

図22　自然免疫と獲得免疫

わり、体液性分としては、B細胞から分化した形質細胞が産生し、特定の抗原を攻撃する抗体（免疫グロブリン）を中心に、補体系、各種サイトカインなどが補助的に作用する（**図21**、**図22**）。

2 免疫疾患

　免疫疾患は、アレルギー、自己免疫疾患、免疫不全（異常）に大別される。アレルギーは、特定の外来抗原に対する免疫応答の結果、過剰な免疫反応が起こり、生体に障害を発生させるものである。**自己免疫疾患**は、自己の生体成分を抗原（非自己）と認識する免疫応答が起こり、生体為害性の免疫反応が、特定の臓器や全身に影響を及ぼすもので、全身性に発症する関節リウマチ、

全身性エリテマトーデス（systemic lupus erythematosus；SLE）、強皮症、皮膚筋炎／多発性筋炎、結節性多発動脈炎、混合性結合組織病などを**膠原病**と総称する[49]。免疫不全（異常）は、先天性あるいは後天性に、免疫システムが異常を起こし、正常な免疫応答、免疫反応が作動せず、易感染性や発がん傾向をきたす状態である。

①アレルギー疾患

A. 歯科金属アレルギー

口腔内において、各種修復補綴物、義歯、矯正用ブラケットなどに使用される歯科用金属が、唾液の存在下で、異種金属同士の接触に起因してイオン化し、溶出した金属イオンがハプテン（hapten：不完全抗原）として、粘膜上皮のタンパクと結合し、ハプテンタンパク結合体を形成する。この結合体が、生体に非自己と認識され、抗原性を示すことにより、遅延型アレルギー反応（Ⅳ型アレルギー）を引き起こす。ハプテンになりやすい金属イオンは、ニッケルイオン、水銀イオン、パラジウムイオン、クロムイオン、コバルトイオンなどがある。症状は、口腔症状として、舌炎、口唇炎、口内炎などの炎症所見や、口腔扁平苔癬に類似した**苔癬様病変**を発症することがあるほか、全身症状として、手掌、足蹠を中心に**掌蹠膿疱症**、異汗性湿疹（汗疱）などを発症する。掌蹠膿疱症は、金属アレルギーのほか、歯性あるいは非歯性の慢性病巣感染が関与することもある。

B. 血管神経性浮腫（Quincke 浮腫）

Quincke 浮腫は、1882 年 Heinrich Quincke により報告された血管神経性浮腫で、種々の誘因から発現した炎症性メディエーターの作用により、毛細血管の透過性が亢進し、皮下、粘膜下組織の細胞間隙における体液の過剰貯留をきたした病態である。顔面領域に好発することが多い。発症誘因は不明なことが多いが、薬物や食物などを外来抗原として、Ⅰ型アレルギーにより生じ、蕁麻疹を伴うことがある。血管神経性浮腫には、常染色体優性遺伝を示し、C1-INH の先天的な欠損や機能不全により生ずる**遺伝性血管神経性浮腫**（hereditary angioedema；HAE）があり、ときに喉頭浮腫などの致死的な病態にいたる。抜歯などの歯科治療が発症の契機となることがあり、鑑別には家族歴の聴取が必須である。

②自己免疫疾患

A. 天疱瘡・類天疱瘡

天疱瘡、類天疱瘡は、原因不明の上皮細胞膜に対する自己抗体の過剰反応により発症する自己免疫性水疱性疾患である。天疱瘡は、自己抗体が細胞間接着を阻害することにより表皮内（上皮内）に水疱が形成されるのに対し、類天疱瘡は、自己抗体が上皮と上皮下の細胞間接着を阻害することにより、上皮下に水疱が形成される。水疱は容易に破れて、広範なびらん状となる。尋常性天疱瘡は、中高年に好発し、表皮または粘膜の圧迫により上皮が容易に剝離して、びらん形成にいたる **Nikolsky 現象**がみられるのが特徴である。

B. 関節リウマチ

関節リウマチは、四肢関節内の滑膜において、未知の抗原による免疫反応としてリンパ球が遊走し、活性化されることにより発症することから、自己免疫疾患とされている。主に手指の関節が侵され、関節の変形に伴う機能障害や関節痛をきたすが、それ以外に顎関節、血管、心臓、肺、皮膚、眼、脊椎など全身性に炎症性の症状を発現する。

C. 全身性エリテマトーデス（SLE）

　SLE は、さまざまな誘因により、種々の自己抗体（抗核抗体）が免疫複合体を形成して、全身の諸臓器に組織沈着し、炎症性多組織障害をきたす自己免疫疾患である。20 歳から 30 歳代の女性に好発し、全身性に種々の症状をきたす。

　また、病変が皮膚や口腔粘膜に限局し、主に日光に曝露される箇所に発現するものを円板状エリテマトーデス（DLE）という。

D. Sjögren 症候群

　Sjögren 症候群は、外分泌腺（涙腺、唾液腺など）の分泌機能が障害され、乾燥症状を主症状とする自己免疫疾患である。唾液腺の障害により口腔乾燥症状（ドライマウス）を呈し、耳下腺や顎下腺の腫脹や硬結をきたすほか、眼の乾燥（ドライアイ）や乾燥性角結膜炎などを発症する。関節リウマチ、SLE、強皮症などの膠原病に合併する二次性（続発性）Sjögren 症候群と、外分泌腺に限局する一次性（原発性）Sjögren 症候群がある。

③免疫異常（不全）

　免疫不全には、種々の疾患により二次的に免疫機能が障害される続発性免疫不全症と先天的に免疫不全をきたす原発性免疫不全症がある。反復性の感染や日和見感染、ときに重症感染を引き起こす。

　続発性免疫不全症をきたす疾患には、リンパ性白血病、悪性リンパ腫などの造血器系悪性腫瘍やヒト免疫不全ウイルス感染による後天性免疫不全症候群などがある。原発性免疫不全症は、障害される免疫担当細胞により 300 近い疾患が存在し、その多くが免疫にかかわる遺伝子の異常と関与している。

③ 口腔顎顔面領域に生じる各種免疫疾患の徴候

　免疫疾患に罹患した患者には、顎顔面口腔領域にさまざまな徴候や症状が出現する。免疫疾患では、免疫不全や副腎皮質ステロイド薬の長期服用等から日和見感染を引き起こし、口腔カンジタ症や帯状疱疹、口唇疱疹などのヘルペスウイルスの回帰感染を発症する。自己免疫疾患では、粘膜、唾液腺、顎関節などが標的となる粘膜症状や口腔乾燥、顎関節に変形や疼痛をきたす。また、アレルギー疾患では、アレルギー反応に伴う皮疹や粘膜症状、出血斑などを生ずるほか、血管透過性の亢進に伴い顔面浮腫をきたすことがある。

④ 歯科治療上の留意点

①一般的な注意事項

- ・自己免疫疾患では、免疫抑制薬や副腎皮質ステロイド薬が長期投与されており、易感染性や創傷治癒遅延傾向を有することを念頭に、治療方針を立案する。
- ・疾患によっては、口腔顎顔面領域に症状を発現するが、系統的な全身症状の一部分症であることが多く、専門科による全身的な治療内容や経過に留意しながら、対症的な治療を行う。
- ・副腎皮質ステロイド薬の有害反応や合併症の存在を念頭に、原疾患の主治医に必ず対診して、各種情報を入手する。
- ・副腎皮質ステロイド薬は、動脈硬化を助長し、高血圧、虚血性心疾患、脳梗塞など心血管障害の発症や増悪に関与するほか、糖尿病を増悪させる。また、うつ病などの精神障害を

きたすことがある。

②**易感染性**

A. 原因

　副腎皮質ステロイド薬は抗体産生や細胞性免疫などの免疫抑制作用や肉芽形成抑制作用を有するため、抜歯後感染などの感染症に留意する。

B. 歯科治療時の留意事項

　観血的治療に際しては、術後感染に留意し、場合によっては抗菌薬の予防投与も考慮する。

　日和見感染として口腔カンジタ症を発症することがあるので、高齢者や義歯装着者は特に注意して口腔内を診査する必要がある。

③**副腎皮質機能不全**

A. 原因

　副腎皮質ステロイド薬の投与により、代償的に副腎皮質の機能不全が生じ、外傷や手術など生体にストレスが加わった際に、急性副腎不全（副腎クリーゼ）を発症し、重篤なショック症状をきたすことがある。

B. 歯科治療時の留意事項

　抜歯などの観血的処置の際には、ヒドロコルチゾンやメチルプレドニゾロンなどを追加投与（ステロイドカバー）する。ステロイドカバーに用いる副腎皮質ステロイド薬の種類や容量は、手術侵襲と併せて主治医と相談して決定するのが望ましい。

④**ステロイド性骨粗鬆症**

A. 原因

　副腎皮質ステロイド薬は、主に骨芽細胞による骨形成抑制作用などから、二次的に骨粗鬆症を発症させ、原発性骨粗鬆症に比べて重篤で骨折リスクが高いとされている。そのため、経口副腎皮質ステロイド薬（プレドニゾロン換算5 mg/日以上）を3カ月以上投与または投与予定がある場合は、BP製剤を第一選択とする薬物治療が推奨されている。

B. 歯科治療時の留意事項

　長期副腎皮質ステロイド薬投与患者では、BP製剤に代表される骨吸収抑制薬が併用投与されている可能性を考慮して、顎骨壊死発症のリスクについても配慮する必要がある。

⑤　歯科衛生士が留意すること

①**易感染性、組織治癒遅延傾向を有する患者への対応**

　免疫疾患患者は、免疫状態の異常や副腎皮質ステロイド薬、免疫抑制薬服用の影響から易感染性を有し、さまざまな感染症にかかりやすくなっている状態である。創傷部から細菌感染を起こし、重篤な敗血症などの全身感染症を発症させる危険性も考えられることから十分に注意しなければならない。また、副腎皮質ステロイド薬は、肉芽組織の増殖抑制作用を有しており、組織治癒遅延をもたらすことも知られている。免疫疾患患者の副腎皮質ステロイド薬、免疫抑制薬などの服薬歴の聴取や感染症の罹患歴などには注意を払う必要性がある。

　歯科衛生士は口腔衛生管理に際して、患者の歯周組織検査やスケーリング・ルートプレーニング、機械的歯面清掃などを行うことが多いことから、滅菌された器具を適切に扱い、不用意な組

織損傷を回避するように十分注意しなければならない。

　定期的な口腔衛生管理に加えて、日常的な口腔ケアが、種々の感染リスクを減らすことを患者に啓発し、口腔衛生指導を強化することが望ましい。

②粘膜症状を有する患者の口腔衛生管理

　天疱瘡（類天疱瘡）やSLEなどの免疫疾患は、口腔粘膜に広範なびらん（水疱形成）や潰瘍性の粘膜病変を高頻度で合併する。接触痛や易出血性を伴うこともあり、経口摂取、飲水、通常のブラッシングなどが困難なことがある。このような状態は、体力の低下や低栄養の原因となり、喫食の機会を失うことによりQOLも低下させる。また、口腔衛生状態の悪化は、びらん、潰瘍部に二次的な細菌の定着を招き、症状の増悪を招くことから、可能なかぎり口腔内を清潔に保ち、ブラッシングによるプラークコントロールの必要性を患者に理解してもらうように指導することが重要となる。

　ブラッシングで使用する歯ブラシは、軟らかめでヘッドが小さいものを選び、粘膜を刺激しないように愛護的にブラッシングするように指導する。必要に応じて、タフトブラシによる**部分磨き**を併用する。含嗽薬は、**アズレンスルホン酸ナトリウム水和物**などの消炎、粘膜組織修復作用を有するものを使用する。アルコールが含まれる洗口剤は、粘膜への刺激が強く痛みの原因となるため、アルコールフリーの洗口剤を使用する。

　口内痛が著しく、食事や口腔内清掃に支障をきたす場合は、主治医に対診して、鎮痛薬の処方や、リドカイン等の局所麻酔薬を含有した含嗽薬での含嗽などで、積極的に対応するのが望ましい。

③**口腔乾燥を有する患者の口腔衛生管理**

　Sjögren症候群患者では、唾液腺の障害に伴い、著明な唾液の分泌低下による口腔乾燥が認められる。唾液には、口腔内の自浄作用、抗菌作用、pH緩衝作用などがあり、唾液の減少に伴い、歯周病や根面う蝕、口腔カンジダ症などの罹患率が増加し、口腔環境は悪化する。さらに、粘膜を保護し、潤滑するタンパク成分が減少するため、粘膜炎を発症しやすく、感染症の原因となる微生物の定着が容易となり感染リスクも増加する。このため、唾液量が減少した口腔乾燥患者への口腔衛生管理は、きわめて重要となる。

　口腔乾燥患者への口腔衛生管理の基本は、プラークコントロールであるが、粘膜の乾燥、粘膜炎を合併する場合は、無用な損傷を避けるために、口唇や粘膜面を湿潤させたうえで、ブラッシングを行うことが重要となる。ブラッシングに際しては、歯磨剤は低刺激のものを用い、洗口剤も低刺激のアルコールフリーのものが推奨される。最も重要なのが、粘膜の**保湿ケア**であり、ジェル、スプレータイプの保湿剤（口腔湿潤剤）を乾燥の程度、患者の好みに合わせて適用する[50]。

　重度の唾液量の減少がみられる場合は、主治医に対診し、塩酸セビメリン、塩酸ピロカルピン等の唾液分泌を促進させる薬剤を処方したり、唾液腺マッサージなどを併用すると唾液量の増加がみられることがある。生活指導として、食事の際には、普段からよく噛むように指導し、キシリトール入りのガムなどを推奨することもある。

（田中　彰、筒井紀子）

11 | 精神・心身医学疾患

精神疾患は、心と脳の病気でさまざまなものがある。精神疾患の患者数は、近年大幅に増加している。内訳は、多いものから、認知症、気分障害（うつ病、躁うつ病）、統合失調症、不安障害で、うつ病や認知症などの著しい増加がみられる。そのなかで統合失調症、うつ病、ストレス関連症群（外傷性ストレス障害）は、心理・社会的要因が大きく関わり、発症する（**図23**）ので、心因性である。外因性（脳血管疾患、変性性脳疾患）は認知症とされている。つまり精神疾患は心身医学的な配慮が不可欠となる。いずれも目に見えない疾患であるので、理解と共感が重要となる。本項は、頻度の高い疾患について述べる。

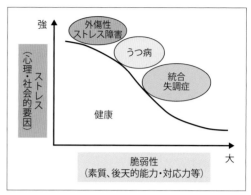

図23 ストレス脆弱モデル
（厚生労働省：第1回 今後の精神保健医療福祉のあり方等に関する検討会 平成20年4月11日 参考資料5-1 < https://www.mhlw.go.jp/shingi/2008/04/dl/s0411-7i.pdf > （2019年12月17日アクセス）より引用改変）

1 認知症

①概要

認知症は、加齢によるもの忘れと異なり（**図24**、**表24**）、「脳疾患によって記憶、思考、見当識、理解、計算、学習、言語、判断等多数の高次脳機能が低下し、およそ6カ月以上継続して日常生活のうえで支障が出ている状態」である。認知症の患者数は推計で600万人、有病率は17％とされている。症状は、**中核症状**と**周辺症状**（認知症の行動・心理状態：behavioral and psychological symptoms of dementia；BPSD）に分けられる（**図25**、**表25**）。

認知症の前駆症状として**軽度認知障害**（mild cognitive impairment；MCI）がある。MCIは、認知機能は正常でないが、認知症の基準も満たさない、日常生活は保たれており、複雑な日常生活機能の障害は、軽度にとどまるものである（**表26**）。

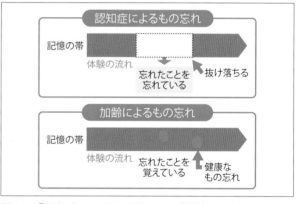

図24 「認知症によるもの忘れ」と「加齢によるもの忘れ」
（認知症介護研究・研修東京センター 小野寺敦志先生提供 長谷川一夫、北村 伸、他：アルツハイマー型痴呆診断のポイント. 医事新報、4074：1-18、2002. より引用改変）

表24 「認知症による物忘れ」と「加齢に伴う物忘れ」の違い

認知症による物忘れ	加齢に伴う物忘れ
全体を忘れる	体験の一部を忘れる
忘れたことを自覚していない	忘れたことを覚えている
記憶障害に加えて判断の障害や実行機能障害がある	記憶障害のみがみられる
日常生活に支障をきたす	日常生活に支障はない
進行性である	きわめて徐々にしか進行しない

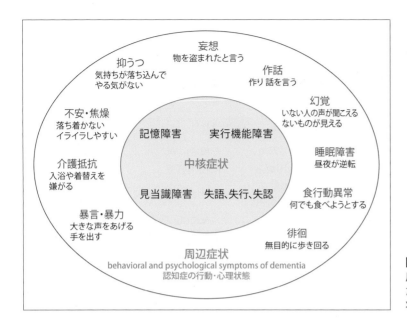

図25 中核症状と周辺症状
周辺症状は中核症状によるものだが、本人の性格、環境、身体状況で起こる。

表25 中核症状

記憶障害	即時記憶（60秒まで、障害されにくい） 近時記憶（数分〜数日、障害されやすい） 遠隔記憶（数週〜数十年、障害されにくい）
失語	言葉が出ない（言語障害がない）
失行	目的の行動ができない（運動障害がない）
失認	認識できない（視覚障害がない）
見当識障害	時間、場所、人がわからなくなる
実行機能障害	段取り立てて計画的に行動ができない （料理ができない、歯磨き剤をつけて歯を磨けない）

表26 軽度認知障害（mild cognitive impairment；MCI）

①記憶障害の訴えが本人または家族から認められている
②日常生活動作は正常
③全般的認知機能は正常
④年齢や教育レベルの影響のみでは説明できない記憶障害が存在する
⑤認知症ではない

（Petersen RC, et al：Current concepts in mild cognitive impairment. Arch Neurol 2001 58：1985-92, 2001. より引用改変）

　認知症の原因疾患には、神経細胞が変性（萎縮、消失、タンパク質の蓄積）する**変性性認知症（Alzheimer型認知症、Lewy小体型認知症、前頭側頭型認知症）**と脳血管に起因する**脳血管性認知症**に分類できる。最も多いのがAlzheimer型認知症、第2位は脳血管性認知症、第3位はLewy小体型認知症（Lewy小体病）、第4位が混合型（Alzheimer型認知症と脳血管性認知症が共存）である（**図26、表27**）[51]。脳血管性認知症は、階段状に経過し、Alzheimer型認知症は徐々に進行する（**図27**）。

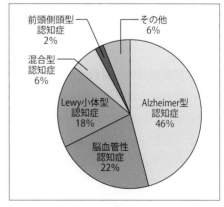

図26 認知症の原因疾患
（H.Akatsu, et al：Subtype analysis of neuropathologically diagnosed patients in a Japanese geriatric hospital. J Neurol Sci 196：63-69, 2002. より引用改変）

表 27　認知症の原因疾患の特徴

認知症	変性性認知症			脳血管性認知症
	Alzheimer 型認知症（AD）	Lewy 小体型認知症	前頭側頭型認知症	
疫学	女性に多い	60 歳以降、男性に多い	初老期に多い	男性に多い
発症	緩やか	緩やか	緩やか	比較的急
進展	スロープを降りるようにゆっくり進行	進行性、動揺性	進行性	階段状の進行
全経過	10 年	AD より短い（7 年）	一般的に早い	7 年
記憶障害	始めから出現	初期は AD より軽度	AD より軽度	軽度
身体症状	重度まで出現しない	Parkinson 症状 転倒、自律神経症状	失禁は早期に出現	精神症状に先行 or 並行
精神症状	物盗られ妄想（軽度で出現）	幻視、認知機能の動揺	人格変化、感情の平板化、脱抑制、無関心、常同性	意欲、意識、感情の障害
CT/MRI 所見	海馬の萎縮から大脳の全体的萎縮	海馬の萎縮は軽度	前頭葉と側頭葉の萎縮	脳内に梗塞巣
病理所見	老人斑 神経原線維変化	Lewy 小体	Pick 球	梗塞巣
蓄積タンパク	アミロイドタンパク タウタンパク	α - シヌクレイン	タウタンパク TDP-43	

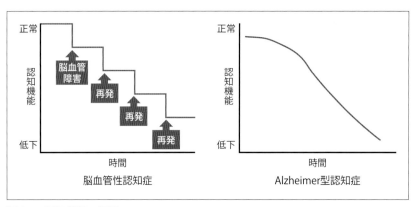

図 27　認知機能の経過

②口腔顔面領域に現れる所見

　口腔清掃の自立が困難となり、さらに痛み、腫れ、破折などを訴えられなくなり、歯科受診の機会がなく、さらに歯科治療が困難なためにう蝕や歯周炎が多く、多数歯の残根歯となる者も認める。認知症の初期は、かき込み食いを行うことがあり、窒息の原因となる。認知症の進行により失行となり、食べるということがわからなくなり、胃瘻となることが多い。

2　気分障害

　気分障害には、うつ病と双極性障害（躁うつ病）がある。有病率は 3 〜 7 ％であり、社会経済的（死別、退職、リストラ）な要因により発症する。中高年に多い。

　うつ病はうつ状態のみを認め、双極性障害はうつ病エピソードに躁病エピソードが 1 回でもあるものである。うつ状態では気持ちが強く落ち込み、何事にもやる気が出ない、死ぬことを考え、

実行に移そうとする。うつ状態が2週間存在する。躁状態では気持ちが過剰に高揚し、普段ならあり得ないような浪費をしたり、ほとんど眠らずに働き続けたりする。その一方で、ちょっとしたことにも敏感に反応し、他人に対して怒りっぽくなり、自分は何でもできると思い込む。躁病エピソードは、少なくとも1週間、ほぼ毎日、1日の大半において持続する[52]。

③ 統合失調症

陽性症状として幻覚や妄想、まとまりのない会話と行動、陰性症状として感情を表現せずに表情が乏しい、意欲の障害、病識の障害（自分が病気であることを認識できない）などの症状を特徴とする（**表28**）。有病率は、0.46％で、10歳代～30歳代に多い。

表28　統合失調症の診断基準（DSM-5）

・妄想
・幻覚
・まとまりのない発語（例：頻繁な脱線または滅裂）
・ひどくまとまりのない、または緊張病性の行動
・陰性症状（すなわち感情の平板化、意欲欠如）

以上のうち2つ（またはそれ以上）、おのおのが1カ月間（または治療が成功した際はより短い期間）ほとんどいつも存在する。

④ 不安障害

不安を主症状とする疾患群をまとめた名称で各種ある（**表29**）。一定の不安に適応できない状態であり、ある種のストレスによる精神・身体症状をきたし、器質的疾患が認められないものである。原因がトラウマ体験によるもの、体の病気や物質によるものなど、さまざまなものが含まれている。パニック障害や心的外傷後ストレス障害（PTSD）は不安障害の下位分類になる[52]。

表29　不安障害の種類（DSM-5）

全般性不安障害	対象のない持続的な不安を特徴とする
特定の恐怖症	特定の対象や状況に対して著しい恐怖反応を示す
パニック障害	ストレスや恐怖により動悸、混乱、めまい、吐き気、呼吸困難のような特徴を示す
社交不安障害	人前で話すといった特定の状況で赤面、発汗、会話困難といった身体症状を示す
強迫性障害	強迫観念（持続する考えや心象）や強迫行為（compulsions）が特徴である
心的外傷後ストレス障害	外傷体験によって生じる不安障害である
分離不安障害	人や場所から離れたときの過剰な不安である
物質誘発性不安障害	物質・医薬品誘発性不安障害であり、薬の使用後あるいは中止後に生じる

いわゆる歯科恐怖症は、特定の恐怖症である。有病率は9.2％で、女性に多い。

⑤ 神経発達症群

神経発達症群は、生まれつき脳の一部の機能に障害があり、社会適応の問題が生じる。通常、成人期に達しても適応障害が持続する。神経発達症群には、知的能力障害、自閉スペクトラム症、注意欠如・多動症、学習障害があり、幼児のうちから症状が現れる。

①知的能力障害

知的能力障害は、知的機能の障害が発達期（おおむね18歳まで）に現れ、日常生活に支障が生じているため、何らかの特別の援助を必要とする状態にある（厚生労働省）。知能指数に

より分類され、おおむね70以下である。有病率は約1％で、男女比は1.5：1である。

②**自閉スペクトラム症**

　2012（平成24）年以前は、自閉症、アスペルガー、高機能自閉症などに分類されていたが、本質的には1つの障害で、明確な区分がなく、連続体として位置づけられ、2013（平成25）年以降は自閉スペクトラム症（スペクトラム：連続体）とされている。相互的な対人関係の障害、コミュニケーションの障害、興味や行動の偏り（こだわり）の3つの特徴がある。知的障害と機能的言語の不全により8つに分類される（**表30**）[52]。有病率は、1〜2％で、男女比は4：1である。

表30　自閉スペクトラム症の分類（ICD11）

自閉スペクトラム症	知的障害	機能的言語不全	ICD10
知的発達症〈障害〉を伴わず、かつ機能的言語の不全がないまたは軽度の不全を伴う	－	軽度	高機能自閉症、アスペルガー
知的発達症〈障害〉を伴わず、かつ機能的言語の不全を伴う	－	障害	
知的発達症〈障害〉を伴う、かつ機能的言語の不全がないまたは軽度の不全を伴う	＋	軽度	
知的発達症〈障害〉を伴う、かつ機能的言語の不全を伴う	＋	障害	
知的発達症〈障害〉を伴わず、かつ機能的言語がない	－	機能的な言葉がない	
知的発達症〈障害〉を伴う、かつ機能的言語がない	＋	機能的な言葉がない	
他の特定される自閉症スペクトラム症			
特定不能な自閉症スペクトラム症			

③**注意欠如・多動症（ADHD）**

　多動－衝動性、あるいは不注意、またはその両方の症状が、12歳までに現れる[52]。注意欠如・多動症児の50〜80％に学習障害を合併する。有病率は、学童期で3〜7％、男性は女性より数倍多い。

④**学習障害（LD）**

　全般的な知的発達に遅れはないが、読む、書く、計算するなど、どれか、あるいは複数に困難がある。有病率は、2〜10％である。

6　歯科衛生士が留意すること

①**認知症**

A. 一般的な対応

　認知症の症状の記憶障害、取り繕う、事実の誤り、被害妄想、幻視、失敗行動などは、批判や非難をせずに、尊厳を守り、自尊心を傷つけない対応が重要である。改善を求めるための説明や失敗の指摘は苦痛を与え、外的な交流を狭める。できることを認めて、褒めることが重要である。そのために認知症を理解することが不可欠である。付き添いの家族のことも十分に理

解し、歯科受診しやすいように配慮する。家族・介護者の負担は大きく、うつ傾向になることもあり、支援が必要な人である。認知症者だけでなく家族の QOL や健康にも歯科治療に際して配慮する。

　国は、正しい知識をもち、認知症の人や家族を応援し、だれもが暮らしやすい地域をつくっていくボランティアとして認知症サポーターを養成している。約 1 時間の研修を受講した者を認知症サポーターとしている。

B. 口腔衛生管理

　認知症の進行によって口腔清掃の自立が困難となるので、状況をみて介助歯磨きを行っていく。ただし、自立に向けての保健指導は重要であるが、その記憶は長続きしないので、過度の期待はできない。生活習慣の維持として実施していく。認知症は症状の進行（中期以降）により介護抵抗を示す認知症の人も珍しくなく、介助歯磨きを拒否し、時には介助歯磨きを行おうとすると殴る、つねる、噛みつくなどの暴力や暴言がみられることがある。歌を歌いながら磨く、原因を考えて対応するなど、さまざまな試みが提案されているが、確実な解決法はない。命令や説得、強引な対応は、かえって興奮させる。歯科的には、できる範囲で介助磨きを行うことになるが、主治医に相談し、易怒性が顕著であれば、薬物投与も考慮される。

②気分障害

　三環系抗うつ薬・四環系抗うつ薬は、唾液分泌の抑制作用があるため、口渇、う蝕や歯周疾患をきたすことが多い。口渇に対しては、口腔保湿剤の使用を検討する。う蝕に対してはシュガーコントロールと口腔衛生管理、歯周疾患は口腔衛生管理と定期管理が重要となる。うつ状態では歯磨きを行わなくなり、口腔衛生状態の悪化をきたす。歯科衛生士は、理解と共感が重要となり、受容的態度と支持的態度で対応し、ときには歯磨きの介助をする。不用意な叱咤激励など、努力を要求されると自分を責めて死を考えることがあるので、叱咤激励をせずに温かく見守る。

③統合失調症

　抗精神病薬の抗コリン作用により唾液分泌抑制をきたす。そのために口渇、う蝕や歯周疾患のリスクとなる抗精神病薬の錐体外路症状としてオーラルジスキネジアを起こす。原因である抗精神病薬を中止してもオーラルジスキネジアが軽減しないことがある。

④不安障害

　薬物療法で抗うつ薬を服用している場合、前述の通り唾液分泌抑制への対応が必要になる。歯科治療の際の不安は、不安を起こすものを避ける、または系統的脱感作（不安階層表に従って）を行う、リラクゼーション法を応用するなどの対応を行う。しかし、本人にとって限度を超える不安はパニックを惹起させ、さらなる症状の悪化を招く。通常の歯科治療が受け入れられなければ、笑気吸入鎮静法や静脈内鎮静法の適応となる。

⑤神経発達症群

　知的能力障害、自閉スペクトラム症、注意欠如・多動症、学習障害は、いずれも特異的な口腔内所見はないが、歯磨き介助が不十分や歯科管理がなされていない場合、う蝕や歯肉炎がみられる。注意欠如・多動症は歯牙外傷が多い。いずれも目に見えない障害なので、それぞれの特性を理解し、その人に合った対応が求められる。

（小笠原　正、上浦　環、島田陽子）

12 | 妊婦・授乳婦

1 疾患の概要

胎児の発育や分娩に対応できるように、母体にはさまざまな生理的変化が生じる。

①全身的変化

A. 子宮の生理的変化

非妊娠時の子宮の重量は約70gであるが、妊娠後期には子宮自体は約1.1kgとなり、胎児、羊水および胎盤を含めると約6kgにまで達する。子宮の増大とともに胎盤循環に必要な血液量は増加し妊娠後期には1分間当たり500～700mLの血流が子宮を循環する。母体自体の循環血液量も増加がみられ、非妊娠時と比較して最大で約40％増加する。

B. 赤血球、凝固系の変化

妊娠中、赤血球産生は亢進する。エリスロポエチン濃度が上昇し、骨髄での造血は促進されるが、血漿量の増加が赤血球増加を上回るため、ヘモグロビン値やヘマトクリット値は低下する。妊娠中はヘモグロビン値が11.0g/dL未満で貧血と判断される。血液の凝固・線溶系の亢進により、過凝固の状態になるため静脈血栓症のリスクは高くなる。

C. 循環、呼吸の変化

循環血液量が増大するため、心拍出量も増加し、姿勢によって大きく影響を受けるため、妊娠中は姿勢にも留意する必要がある。

増大した子宮により横隔膜が挙上されるため、呼吸数に変化はないが、平均の1回換気量、安静時分時換気量は増加する。プロゲステロンの作用によりCO_2に対する感受性が亢進し、呼吸が促進される傾向にある。

D. ホルモンの変化

エストロゲン（卵胞ホルモン）とプロゲステロン（黄体ホルモン）の血中濃度が上昇する。
- 全身に増加は眠気を促したり、胃腸の筋肉を緩める（→消化不良、胃もたれ、便秘、下痢）。
- 尿管や膀胱の筋肉緩める（→頻尿）。
- 高体温、子宮の発育を促す。手足のむくみ、血管拡張作用（→頭痛）。
- その他の変化としては肌荒れ、物忘れ、情緒不安定などがある。また、妊娠初期症状の現れには個人差があり、自覚しない人もいる。

2 各時期における全身の特徴・所見

①悪阻（つわり）

妊娠初期には悪阻が始まる（妊娠6～9週頃がピーク、14週頃には治まることが多い）ため、1回の食事量が限られる。

②子宮底の高位

妊娠後期は胎児の成長により子宮底が高く最高点に達し、胃部への圧迫が強くなるため、胸やけ、げっぷ、胃もたれなど消化器症状が生じやすい。また、一度に摂取できる食事量が減少

しやすくなるため、間食が多くなりやすい。

③貧血

- （妊娠中期頃より）胎児や胎盤の発育のため、鉄分を必要とする。
- 鉄分は優先して胎児に供給されるため、鉄分が不足する場合は母体のヘモグロビン、ヘマトクリット値の低下を認める。

④頻尿

- 血液中の水分量（血漿量）が増加し、尿量が増加、尿管や膀胱の筋肉も緩くなる。
- 子宮が大きくなると、膀胱が圧迫されて尿を溜められる容積が小さくなり、トイレが近くなる。

③ 妊婦における特徴的口腔疾患

①妊娠性歯肉炎・妊娠性エプーリス

エストロゲンの増加が歯周病原性細菌（特に *Prevotella intermedia*）の増殖を促進し、またプロゲステロンの増加が血管の透過性を高めるため、歯肉には炎症が起こりやすくなる。本来であれば歯肉炎を起こさないような少量のプラークでも炎症反応が起こりやすくなる（図28）。

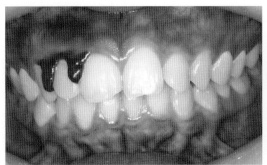 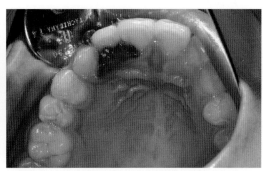

図 28　妊娠性エプーリス

②歯周病と早産・低体重児出産

歯周病原細菌が歯肉溝血中に入り、胎盤、子宮に影響通過し、感染が起こることにより、早産・低体重児出産に関連があるという報告がある [53]。その一方で、歯周病と早産・低体重児出産との関連性はないとの報告もある [54]。

④ 歯科治療時に注意すること

歯科治療時には妊娠週数、貧血の有無やその日の体調などを確認しておく。

①妊娠初期（1 〜 15 週）

胎児の中枢神経や臓器、器官が発生、形成、分化する時期のため、積極的な歯科治療、外科的治療は緊急性を認めないかぎり避ける。原則的には対症療法が中心。

②妊娠中期（16 〜 27 週）

一般的な歯科治療はこの時期に行うことが望ましい。また、必要があれば妊娠中に炎症の再燃が予想される歯周炎や智歯抜歯など、外科的な治療を行うこともある。

妊娠高血圧症候群：妊娠 20 週以降、分娩後 12 週までに高血圧がみられるか、高血圧にタンパク尿を伴う症状のいずれかが現れる。

③妊娠後期（28 ～ 39 週）

診療時の体勢に注意が必要（**図 29**）。長時間の仰臥位は**仰臥位低血圧症候群**を起こすことがあるため配慮が必要[55]。仰臥位低血圧症候群では、増大した子宮が背骨の右側を走行する下大静脈を圧迫し、右心房への静脈還流が減少し、心拍出量の減少、低血圧が起こる。あくび、冷汗、めまい、顔面蒼白から頻脈、悪心・嘔吐、呼吸困難や重症の場合にはショックとなることもある。このような症状が出たときは、右側に枕などを当てて対応する[55]。

また、妊娠初期同様、歯科治療は原則的に対症療法に留めておく。

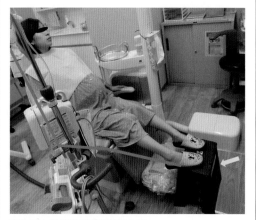

■ ：水平位にせず角度をつける
➡ ：足台などを使用して角度を調整するなどの工夫を行う

図 29　妊娠高血圧症の患者の歯科治療の体位の工夫

④授乳中

歯科治療は通常と同様の処置が可能である。薬剤の使用について、母乳を摂取した乳幼児への薬剤の移行を、若干であるが認めるとされているので注意が必要である（次項**❺歯科衛生士が留意すること**「⑤医薬品の投与」p.127 を参照）。

❺　歯科衛生士が留意すること

①妊娠中の口腔内変化

妊娠中は一般的に、歯周病やう蝕が発症したり、すでに存在している疾患の症状が悪化したりしやすくなる。

妊娠中、授乳中は身体にさまざまな生理的変化が起こるため、妊婦の体調や精神面は不安定になりやすい。診療時には、できるだけストレスを感じさせないような配慮と、妊婦の状況に応じた対応が必要となる。医療面接では、妊娠歴や妊娠週数、最近の健康状態などのほかに、妊娠してからの口腔内や食生活の変化などについても聞き、母子健康手帳を持参していれば確認して必要な情報を収集する。

妊婦は急に具合が悪くなることも考えられるため、表情や顔色などには注意しておくことが必要である。

A. 診療時に注意すること

診療時の体勢には注意が必要である。妊娠後期では**仰臥位低血圧症候群**の発症防止のため診療は半座位、または妊婦が望む体勢をとるようにする。診療上、やむを得ず水平位にする場合は長時間にならないよう注意が必要である。

歯面の色素沈着除去に用いる歯面清掃器の使用にも注意が必要である。炭酸水素ナトリウム（重炭酸ナトリウム）パウダーは、**妊娠高血圧症**でナトリウム摂取制限を必要とする妊婦への使用は禁忌である。

B. 口腔衛生管理について

　妊婦が健康な口腔内を維持することは、胎児の健康状態にも影響することを知ってもらい、毎日の歯磨きや定期的歯科受診の動機づけにつなげていくことが重要である。歯磨き指導は、毎日負担なくかつ的確に行えるような内容でなければならない。指導のポイントを以下に示す[56]。

・歯磨きは食後にこだわらず、悪心・嘔吐のないときに行う。
・歯磨きができないときはうがいを頻回に行うようにする。
・歯ブラシはヘッド部分が小さいものを選び、吐き気を誘発しないよう、できるだけ顔を下向きにして行うようにする。
・歯磨剤のにおいで気分が悪くなる場合は香料の少ないものを勧めるか、使用しなくてもよい。

②各時期における口腔内の特徴

A. 妊娠初期

　悪阻による口腔衛生環境の増悪により、カリエスの進行や妊娠性歯肉炎がみられる。

B. 妊娠中期

　妊娠性エプーリスで、前歯部の唇側歯肉にみられることが多い。出産後にはほとんどが自然に治癒する。

C. 妊娠後期

　胎児の成長とともに子宮が胃を圧迫するため、1回の食事量が少なくなり、食事や間食の回数が増えるため、歯周病やう蝕が進行しやすい口腔環境となる。

D. 授乳中（出産後）

　口腔内環境は、徐々に正常な環境に回復してくるが、子育てのために生活リズムが不規則になりがちで、口腔衛生管理に手が行き届かない場合がある。

③エックス線撮影

歯科用エックス線の放射線は微量であるため、まず胎児にはほとんど影響はないといえる。エックス線撮影は安全であり、かつ適切な診断、治療をするために必要であることを説明する（腹部プロテクターの装着などの配慮があってもよい）。

④歯科用局所麻酔薬

　歯科用局所麻酔薬は局所で作用し、分解されるものであるため、胎児への影響はほとんどないと考えてよい。ただし、フェリプレシンには軽度の子宮収縮作用があるため注意が必要である。麻酔をせずに痛みを我慢しながら歯科治療を行うと、痛みで心拍数が増加するなど身体的にも精神的にも強いストレスとなるため、歯科麻酔が必要と判断される場合は適切に使用することが望ましい[55]。

⑤医薬品の投与

　妊娠中の医薬品投与は、どの妊娠時期であっても注意が必要である。医薬品の投与は「治療上の有益性が危険を上回ると判断される場合にのみ投与」といった、いわゆる「有益性投与」が原則である。十分に説明し理解を得る必要がある[57]。

A. 抗菌薬

　胎児への安全性が高いとされるものとしてペニシリン系、セフェム系、マクロライド系が第一選択薬となる。

B．鎮痛薬

　基本的に、安全性の高いといわれているアセトアミノフェンの投与が望ましい。長期投与は避ける配慮を行う。

⑥まとめ

　妊娠や授乳は疾患ではないものの、さまざまな身体や環境の変化が起こる。そこに心がついていかず、精神的にも不安定になりやすい。特に出産後は慣れない育児でストレスが溜まりやすい。歯科衛生士には、患者背景を理解し、できるかぎり寄り添った対応をすることが求められる。

（向　真紀、高木純一郎、宮田　勝）

---

13 | その他特殊な対応が必要な患者（AIDS、臓器移植、GVHD）

1 HIV 感染症／AIDS とは

①疾患の概要

A．HIV ／ AIDS とは

　HIV とは、ヒト免疫不全ウイルス（human immunodeficiency virus）という病原体の名前の略である。HIV に感染することを HIV 感染症という。HIV に感染して、数年から十数年経た後、免疫が破綻し、日和見感染症やがん、認知症などの疾患群が発症して初めて後天性免疫不全症候群（acquired immune deficiency syndrome；AIDS）発症という。HIV 感染症と AIDS は等しいものではない。なお、AIDS を発症してから HIV 感染が判明することを「いきなりエイズ」と呼ぶ。いきなりエイズでは、免疫力がすでに破綻した状態で、日和見疾患の治療が困難な場合もある。約３割がいきなりエイズとして判明する。

B．感染経路

　HIV は感染者の血液、精液、膣分泌液、母乳に多く含まれており、主な感染源はこの４つである。したがって、感染経路は、性感染、母子感染、血液を介した感染のみである。通常の日常生活、社会生活で感染することはない。

C．治療

　抗 HIV 薬の内服で免疫力は回復する。内服は一生続ける必要があるが、命を落とすことはない。抗 HIV 薬の多剤併用療法を ART（anti retroviral therapy）と呼ぶ。３種類以上の抗 HIV 薬を１日１回から２回内服するのが主流である。

②歯科治療上の留意点

A．HIV 感染症の指標

　HIV 感染症では、HIV-RNA 量と CD4 陽性リンパ球（以下 CD4）数をみて、病期、病勢、治療効果を把握する。HIV-RNA 量はウイルスの数そのもので、viral load（VL）といい、VL を検出限界以下に保つのが治療の目標である。VL が検出限界以下であれば、歯科治療上、問題になる点はない。

B．ART の有害反応について

　皮疹、消化器症状（下痢、腹部膨満感、悪心・嘔吐など）、肝機能障害、脂質異常症などである。重篤な有害反応として逆転写酵素阻害薬による乳酸アシドーシス、アバカビル（ABC、ザイア

ジェン®）の過敏症、テノホビル（TDF、ビリアード®）の腎機能障害および骨代謝異常、ロピナビル／リトナビル（LPV/r、カレトア®）の不整脈がある。

C. 薬の相互作用

歯科で処方するペニシリン系やセフェム系抗菌薬、NSAIDs と問題となる抗 HIV 薬はない。クラリスロマイシンは、注意すべきで、いくつかの抗 HIV 薬の用量に影響する。また、ミダゾラムは多くの抗 HIV 薬との併用は禁忌である。ミダゾラムを用いての静脈内鎮静法は不適切である。

D. 口腔内観察の重要性

歯科医院で、口腔カンジダ症や反復性帯状疱疹の指摘を契機に HIV 感染症の発見につなげたケースが多く報告されている。丁寧な口腔内観察を継続することが重要である。

② 臓器移植

①疾患の概要

A. 臓器移植

臓器移植は、自分の臓器を移植する自家移植と他人の臓器を移植する他家移植がある。他家移植において、臓器をもらう方をレシピエント（recipient）あるいは臓器受給者と呼び、臓器を提供する方をドナー（donor）あるいは臓器提供者と呼ぶ。

腎臓、心臓、肺、肝臓、小腸や骨髄移植などが施行されている。

B. 腎移植の現状

腎移植の件数は、2018 年には 1,855 件が施行されている。生体腎移植と献腎移植の割合は 90％、10％である。多剤併用免疫抑制療法が標準化して以来、移植成績は向上し、2010 年から 2016 年実施例での生着率は生体腎で 5 年 94.3％、献腎で 5 年 88.0％である。近年、移植適応は高齢患者、糖尿病患者、未透析患者の移植例が増加している [58]。

②歯科治療上の留意点

・移植前処置が始まるまでに、必要な抜歯は済ませておく必要がある。
・移植前処置には化学療法や放射線照射がなされ、口腔乾燥が進む。味覚障害や口腔粘膜炎などに対処する。口腔健康管理が重要である。
・移植後の日和見感染症の一つに口腔カンジダ症の発生がある。ミコナゾールゲルの口腔内塗布、イトラコナゾールの経口投与が有用である。

③ GVHD

①疾患の概要

A. GVHD

GVHD（graft-versus-host disease：移植片対宿主病）とは、臓器移植後に生じる併発症であり、ドナー由来のリンパ球が患者（宿主）を非自己と認識して攻撃する病態である。従来は移植後 100 日以内に生じる急性 GVHD と 100 日以降に生じる慢性 GVHD があるが、最近のガイドラインによると発生時期は問われていない [59]。前者は重篤化すると致命的である。急性では紅皮症、黄疸、下痢が主症状で、慢性では口腔症状が多く、口腔乾燥、白斑、びらんなど口腔扁

平苔癬様の症状がみられ、硬化性病変による開口制限を伴う。

B. GVHD の治療

急性 GVHD の予防には免疫抑制薬が使用され、治療には副腎皮質ステロイド薬が主に用いられる。なお、輸血用血液には放射線照射が実施されており、輸血後 GVHD の発症はほぼ認められない。

②歯科治療上の留意点

- 口腔粘膜痛、口腔乾燥、口腔カンジダ症等に粘膜痛の軽減、保湿などの対応が必要である。免疫低下状態であり、二次感染症の防止に留意する。
- 感染しやすい状態であり、移植後半年は観血的治療は避けることが望ましい。
- 慢性 GVHD は長期に及ぶため、QOL の低下に関係する。患者との適切なコミュニケーションが重要である。

4 歯科衛生士が留意すること

①早期発見・早期治療

A. AIDS

a. HIV 関連口腔症状

近年の**抗 HIV 療法**の発展により、HIV 感染者は長期的生存が可能となったが、治療の開始時期が予後を左右する。無症状期であっても、口腔内病変として口腔カンジダ症や単純ヘルペス感染症などの**日和見感染症**を発症する場合もあり、歯科衛生士が HIV 感染・AIDS 発症の第一発見者となりうる。日和見感染症状が **HIV 関連口腔症状（表31）**[60] である可能性を念頭におく必要がある。

b. 受け入れ体制の整備

抗 HIV 療法により血中ウイルス量がコントロールされた場合、歯科治療を行って何ら問題なく、歯科医院での歯科治療を希望する患者も多い。しかし、HIV 感染者が未申告で歯科医院を受診することも少なくない。その背景には、歯科医療従事者側は HIV 感染症に対する偏見や風評被害のおそれ、知識不足により感染対策や患者の病態把握が困難であることがあげられる。患者側はプライバシーの漏洩や治療拒否を恐れることがあげられ、いずれも知識不足が原因である。

表 31　HIV 関連口腔症状

分類	疾患名
真菌感染症	カンジダ症 ヒストプラズマ症 クリプトコッカス症 ジオトリクム症
細菌感染	帯状歯肉紅斑 壊死性潰瘍性歯肉炎 壊死性潰瘍性歯周炎 放線菌症 ネコ引っかき症 副鼻腔炎 根尖性歯周炎の増悪 顎下蜂窩織炎
ウイルス感染	単純ヘルペスウイルス サイトメガロウイルス エプスタイン・バーウイルス 水痘帯状疱疹ウイルス ヒトパピローマウイルス
新生物	カポジ肉腫 扁平上皮癌 非ホジキンリンパ腫
神経系の障害	三叉神経障害 顔面神経麻痺
原因不明の口腔所見	再発性アフタ 進行性壊死性潰瘍 毒性表皮潰瘍 創傷治癒の遅延 特発性血小板減少症 唾液腺腫脹 口腔乾燥 メラニン沈着異常

（杉原一正，岩渕博史監修：口腔の緩和医療・緩和ケア－がん患者・非がん疾患患者と向き合う診断・治療・ケアの実際－, 153, 永末書店, 京都, 2013. より引用改変）

患者が安心してかかりつけ歯科医院にて長期的に口腔健康管理を行うために、歯科医療従事は患者のプライバシー保護の徹底や、HIV に関する正しい知識と理解に基づいた患者の受け入れ体制づくりが望まれる[61]。

B. 臓器移植／GVHD

移植の周術期は、易感染状態であるうえに、急性歯性感染や口腔粘膜炎等が発生するため、口腔衛生管理は必須である。しかし、治療の併発症、有害反応による ADL 低下のためにセルフケアが困難となり、口腔内細菌を起因とした菌血症や敗血症等の重篤な併発症を引き起こすおそれがある。また、併発症が重症化した際には治療の中断や拒否症例が起こる可能性もある。

移植前に、口腔衛生管理の重要性についての患者説明・教育により口腔衛生環境を整える必要がある。移植後には、継続した口腔健康管理により口腔の併発症を早期に発見し、重症化を防ぐことが治療成功の鍵となる。

②病状の理解

A. 全身状態

a. AIDS

AIDS 発症期は免疫不全による易感染状態であるとともに、血中ウイルス量が増加し、血液感染のリスクが高まる。血液データより CD 4 数や VL の数値の確認が必要である。

b. 臓器移植

臓器移植患者は、移植の前日から術後 3〜6 カ月程度、免疫抑制薬が使用されるため、その間は易感染状態となる。

造血幹細胞移植患者は、移植前は、前処置として大量抗がん薬投与や全身放射線照射により骨髄抑制となる。また、移植後には拒絶反応予防のため免疫抑制薬の使用により極度の免疫抑制となる。各処置に伴いさまざまな口腔関連の問題が生じる（**図 30**）[60]。

血液データより白血球や好中球などの数値の確認が必要である。

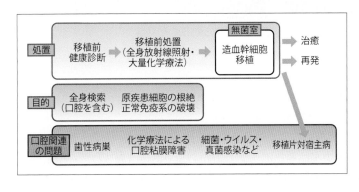

図 30 造血幹細胞移植の流れと口腔
（杉原一正，岩渕博史監修：口腔の緩和医療・緩和ケアーがん患者・非がん疾患患者と向き合う診断・治療・ケアの実際ー, 58, 永末書店, 京都, 2013. より引用改変）

c. GVHD

GVHD の治療には副腎皮質ステロイド薬や免疫抑制薬が使用され、その間は易感染状態となる。

B. 口腔内状態

a. AIDS

免疫能低下に伴い、急性偽膜性カンジダ症、毛様白斑症、HIV 関連歯肉炎・歯周炎、ウイルス性口内炎、カポジ肉腫、非ホジキンリンパ腫などの HIV 関連口腔症状を認める。

b. 臓器移植

造血幹細胞移植患者における口腔の併発症としては、**口腔粘膜炎（図31）**、口腔細菌感染症、口腔内出血、口腔乾燥、味覚変化、GVHD などがあげられる。

口腔粘膜炎は、重篤な全身的併発症につながる危険性があり、適切な管理が必要である。

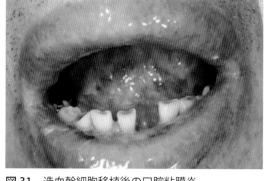

図31　造血幹細胞移植後の口腔粘膜炎

c. GVHD

急性 GVHD の口腔症状は、紅斑や萎縮、浮腫、潰瘍を起こす。やがて口腔粘膜全体に波及し、粘膜や口唇にも出現する。

慢性 GVHD の口腔症状は、主に口腔乾燥や扁平苔癬様（**図32**、**図33**）の口腔粘膜症状を起こす。味覚障害やカンジダ、長期成人あるいは小児の経過例においては二次性がんとして口腔癌、特に扁平上皮癌や唾液腺腫瘍なども認められる。長期的に口腔の管理を継続する必要がある [62]。

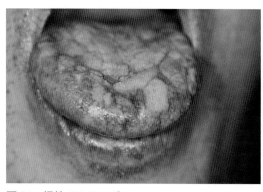

図32　慢性 GVHD の舌

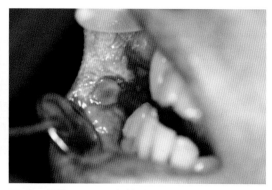

図33　慢性 GVHD の頬粘膜

③口腔衛生管理、指導上の留意点

易感染状態の患者への処置、指導には以下の点が重要である。

A. 全身状態の評価（治療内容、血液データ、ADL、栄養状態など）

治療の時期や全身状態により、処置の時期や指導の内容を決める。また、血液データにより免疫能が低下している時期には感染予防や出血予防対策が必須である（**表32**）[63]。ADL が低下している時期は、患者へ無理強いすると拒否を認める場合もあるため、処置時期や指導内容には配慮が必要である。

表 32　易感染性疾患と見るべき項目

	病態	見るべき項目
好中球・マクロファージの異常	急性白血病 再生不良性貧血 糖尿病 抗がん薬使用 放射線治療中 肝不全 腎不全	白血球 血球全般 HbA1c 白血球・好中球 白血球・好中球 血小板、肝機能、タンパク質、アルブミンなど クレアチニン、尿素窒素
B 細胞	多発性骨髄腫 慢性リンパ性白血病 タンパク喪失状態	β2ミクログロブリン、アルブミン リンパ球 タンパク質・アルブミン
T 細胞	AIDS 骨髄移植 ステロイド・免疫抑制薬を内服	ヘルパーTリンパ球 白血球・好中球 指標なし

（梅田正博，五月女さき子：エビデンスに基づいた周術期口腔機能管理. 71, 医歯薬出版，東京，2018. より引用改変）

B. 口腔内の評価（口腔併発症、口腔衛生状態など）

処置時の注意点は、なるべく出血させないことである。口腔内の状態に合わせて、処置に使用する用具の選定や疼痛緩和、保湿を行うなど、口腔衛生管理継続のための工夫が必要である。

C. 感染防止対策

a. AIDS

HIV は B 型肝炎ウイルス（HBV）より感染力は弱く、消毒は HBV と同様に扱えば問題ない。HIV の感染経路は性行為や血液媒体などによる接触感染であるため、スタンダードプリコーションの順守により感染は予防できる。しかし、AIDS 発症期や HIV 未治療・治療中断患者は、ウイルス量のコントロールが不良であり注意が必要である。また、肝炎ウイルス（HBVや HCV）の重複感染患者には注意が必要であり、感染予防対策や針刺し事故などの暴露時の対応の確認が必要である。

b. 臓器移植／GVHD

骨髄抑制期や免疫抑制期には免疫能が回復するまで無菌室管理となる場合がある。術者が感染の媒介とならないよう、手指衛生の徹底、個人防護具(ゴーグル、マスク、エプロン、グローブなど) の着用、使用器具の正しい取り扱いが必要である。

これらのことを把握し、歯科医師とともに口腔のマネジメントを図る。それにより、患者との医学的データをもとにした信頼関係の構築が期待できる。患者の状態の把握と情報共用はカルテも重要であるが、主治医医師や歯科医師、看護師、薬剤師、栄養士などの多職種との連携が必要である。

（越田美和、高木純一郎、宮田　勝）

【3章1節　参考文献】

1項「循環器疾患」

1) 中津沙矢佳，他：歯周基本治療時における高血圧症患者の血圧変動. 日歯麻会誌 44（4）：504, 2016.
2) 医学情報科学研究所編：病気がみえる　vol4　循環器疾患. MEDIC MEDIA. 東京，2019
3) 小谷順一郎，砂田勝久編：新訂版　知りたいことがすぐわかる高齢者歯科医療－歯科医療につながる医学知識ー. 永末書店，京都，2017
4) 日本有病者歯科医療学会編：有病者歯科学. 永末書店，京都，2018

5）「病気を持った患者の歯科治療」編集委員会編：病気を持った患者の歯科治療－医科から歯科へのアドバイス．昭和堂，長崎，2017.
6）高血圧患者に対するアドレナリン含有歯科用局所麻酔剤使用に関するステートメント <http://kokuhoken.net/jdsa/publication/file/guideline/statement_ht_adrenalin_local_anesthesia.pdf>（2019年12月17日アクセス）

2項「脳血管疾患」

7）大井久美子，他：歯科研修医のための全身管理・麻酔マニュアル．口腔保険協会，東京，2001.
8）上田　裕，他編：有病者・高齢者歯科治療マニュアル．医歯薬出版，東京，1996.
9）植田耕一郎：脳卒中患者の口腔ケア．医歯薬出版，東京，1999.
10）白川正順，他編：有病者歯科診療．医歯薬出版，東京，2000.
11）「病気を持った患者の歯科治療」編集委員会編：病気を持った患者の歯科治療－医科から歯科へのアドバイス．第4版，長崎県保険医協会，長崎，2017.
12）日本脳卒中学会脳卒中ガイドライン［追補2017］委員会編集：脳卒中治療ガイドライン2015［追補2017］，< http://www.jsts.gr.jp/img/guideline2015_tuiho2017.pdf > 2017（2019年9月12日アクセス）

3項「神経・運動器疾患」

13）日本神経学会監修：パーキンソン病診療ガイドライン2018．医学書院，東京，2018.
14）日本神経学会監修：筋萎縮性側索硬化症診療ガイドライン2013．南江堂，東京，2013.
15）日本神経学会：脊髄小脳変性症・多系統萎縮症診療ガイドライン2018．南江堂，東京，2018.
16）厚生労働省：平成28年国民生活基礎調査の概況．< https://www.mhlw.go.jp/toukei/saikin/hw/k-tyosa/k-tyosa16/index.html > 2016（2019年9月24日アクセス）
17）日本骨粗鬆症学会：骨粗鬆症の予防と治療ガイドライン2015年版< http://www.josteo.com/ja/guideline/doc/15_1.pdf > 2015（2019年9月24日アクセス）
18）原田　敦監修：サルコペニア・フレイル指導士研修会テキストブック．日本サルコペニア・フレイル学会，東京，2019.
19）日本神経学会，他監修：デュシェンヌ型筋ジストロフィー診療ガイドライン．南江堂，東京，2014.

4項「呼吸器疾患」

20）橋本直詞，鯉淵典之：新体系看護学全書 人体の構造と機能① 解剖生理学．第3版，167-207，メヂカルフレンド社，東京，2017.
21）坂井建雄，岡田隆夫：放送大学教材 人体の構造と機能．64-79，放送大学教育振興会，東京，2018.
22）後藤隆志，一戸達也：気管支喘息を有する患者に対する歯科治療時の注意点を教えてください．歯科学報 112：521-524, 2012.
23）全国歯科衛生士教育協議会監修：最新歯科衛生士教本 歯科診療補助論．第2版，50-109．医歯薬出版，東京，2017.

5項「代謝性疾患」

24）山近重生，中川達哉，他：歯科衛生士必携！有病者の対応チェアサイドSOSブック．40-41，66-67，クインテッセンス出版，東京，2010.
25）西田百代監修，椙山加綱著：知らなかったではすまされない！有病高齢者歯科治療のガイドライン 上．192-201，クインテッセンス出版，東京，2010.
26）日本歯周病学会：糖尿病患者に対する歯周治療ガイドライン改訂第2版2014．8-42，日本歯周病学会，東京，2015.
27）神部芳則，井上千恵子，他：はじめましょう有病者の口腔ケア．34-39，学建書院，東京，2015.
28）西田百代：イラストでわかる有病高齢者歯科治療のガイドライン．111-128，クインテッセンス出版，東京，2002.
29）高杉嘉弘：おさえておきたい全身疾患のポイント．76-82，学建書院，東京，2014.
30）河盛隆造，綿田裕孝：インフォームドコンセントのための図説　シリーズ糖尿病　改訂版．医薬ジャーナル社，21-34，大阪，2017.

6項「内分泌疾患」

31）山近重生，中川達哉，他：歯科衛生士必携！有病者の対応チェアサイドSOSブック．66-67，クインテッセンス出版，東京，2010.
32）西田百代監修，椙山加綱著：知らなかったではすまされない！有病高齢者歯科治療のガイドライン 下．39-42，クインテッセンス出版，東京，2010.
33）赤水尚史：ホルモンのしくみ－疾患別ケアのポイント－．79-97，メヂカルレビュー社，東京，2017.
34）高杉嘉弘：おさえておきたい全身疾患のポイント．86-92，学建書院，東京，2014.

7 項「腎・泌尿器・生殖器疾患」

35) 日本腎臓学会編：エビデンスに基づく CKD 診療ガイドライン 2018. 東京医学社，東京，2018.
36) 日本腎臓学会編：CKD 診療ガイド. 東京医学社，東京，2007.
37) 小磯謙吉監修：標準泌尿器科学　第 6 版. 医学書院，東京，2001.
38) 西田百代監修：改訂新版　知らなかったではすまされない 有病者高齢者歯科治療のガイドライン. クインテッセンス出版，東京，2013.

8 項「肝疾患」

39) 西田百代著：イラストでわかる有病高齢者歯科治療のガイドライン. クイッテッセンス出版，東京，2002.
40) 子島　潤，他編著：改訂 歯科診療のための内科. 永末書店，京都，2011.
41) 吉本勝彦，他編：歯界展望　別冊　歯科医師のための医学ハンドブック. 医歯薬出版，東京，2014.
42) 泉福英信編：デンタルスタッフの歯科衛生学・歯科衛生統計. 医歯薬出版，東京，2018.

9 項「血液・造血器疾患」

43) 神部芳則，井上千恵子，他：はじめましょう有病者の口腔ケア. 72-75，学建書院，東京，2015.
44) 西田百代監修，椙山加綱著：知らなかったではすまされない！有病高齢者歯科治療のガイドライン 下. 142-173，クインテッセンス出版，東京，2010.
45) 高杉嘉弘：歯科診療で知っておきたい全身疾患の知識と対応. 193-208，学建書院，東京，2013.
46) 高杉嘉弘：おさえておきたい全身疾患のポイント. 94-103，学建書院，東京，2014.
47) 西田次郎，小島孝雄，他：歯科のための内科学. 295-305，南江堂，東京，2018.
48) 医療情報科学研究所：病気がみえる 血液. 210-217，メディックメディア，東京，2017.

10 項「免疫疾患」

49) 日本有病者歯科医療学会編：有病者歯科学. 178-183，永末書店，京都，2018.
50) 鴨居久一，菊谷　武監修：多職種協働チーム先制医療での口腔ケア FAQ50. 112-113，一世出版，東京，2016.

11 項「精神・心身医学疾患」

51) 久永　明，池嶋　千，他：将来を見据えた認知症支援　認知症の現状と将来に向けた対策　わが国における認知症の疫学的研究の現況. 老年精医誌 2013：24（増刊 I）：124-28.
52) 日本精神神経学会監修：DSM-5 精神疾患の診断・統計マニュアル. 71-77，82-89，92-107，医学書院，東京，2015.

12 項「妊婦・授乳婦」

53) 岩渕絵美，塩入重彰，他：妊婦の歯周病と早産に関する多施設共同研究（会議録）. 日口腔科会誌 63：115-116，2015.
54) 坂本治美，日野出大輔，他：妊娠期の歯周状態と低体重児出産のリスクに関する観察研究. 口腔衛会誌 66：322-327，2016.
55) 日本有病者歯科医療学会編：有病者歯科学. 永末書店，京都，2018.
56) 井上美津子，藤岡万理：妊娠〜出産後の患者さんに寄り添った歯科対応のコツ. デンタルハイジーン：152-155，2017.
57) 川辺良一：妊婦への投薬. 歯薬物療 35：40-48，2016.

13 項「その他特殊な対応が必要な患者（AIDS、臓器移植、GVHD）」

58) 八木澤隆：腎移植の最新の統計と成績. 臨泌 73：690-696，2019.
59) 日本造血細胞移植学会：造血細胞移植ガイドライン GVHD. 第 4 版，2018.
60) 杉原一正，岩渕博史監修：口腔の緩和医療・緩和ケア―がん患者・非がん疾患患者と向き合う診断・治療・ケアの実際―. 58-125，永末書店，京都，2013.
61) 宇佐美雄司：HIV 感染者の歯科治療ハンドブック. 2-7，厚生労働科学研究費補助金エイズ対策政策研究事業，東京，2016.
62) 日本口腔ケア学会：造血幹細胞移植患者の口腔ケアガイドライン. 18-50，口腔保健協会，東京，2015.
63) 梅田正博，五月女さき子：エビデンスに基づいた周術期口腔機能管理，39-43，医歯薬出版，東京，2018.

2 薬物による有害反応への歯科治療上必要な対応や留意点

1 口腔乾燥症

1 口腔乾燥症患者への口腔管理の基本

①口腔乾燥症の原因を探る

A. 口腔内に他覚的な乾燥所見があるか

口蓋や舌背が最も観察しやすい。粘膜に乾燥があるか、付着物はあるかについて観察する。

B. 唾液分泌があるか確認する

舌下部および口底部を観察する。口蓋や舌背が乾燥していても、舌下部や口底部には唾液が貯留している場合がある。また、耳下腺部や顎下腺部を圧迫し、耳下腺乳頭や舌下ヒダよりの唾液流出がみられるか確認する。

C. 患者を観察する

開口症や顎関節脱臼、いびきの有無などを観察する。

D. 脱水の有無を確認する

発熱や胸水・腹水貯留の有無、補液や飲水量、尿量や尿比重などから in out バランスを再考する。

E. 既往症、治療歴、投薬状況を確認する

唾液腺疾患や自己免疫疾患の既往、がんの治療歴、唾液分泌の低下をきたすと考えられる薬剤の使用状況を確認する。

②原因から対処法を探る

A. 保湿力低下

口蓋や舌背の粘膜に乾燥がみられるが、舌下部および口底部に唾液が貯留している場合や唾液腺部を圧迫し、開口部より唾液の流出がみられる場合では保湿力の低下を考える。多くは咀嚼筋の筋力低下に伴う開口症が原因であるが、顎関節脱臼を生じている場合も少なくなく、注意が必要である。対処としては原因を除去することが最も重要であるが、困難な場合には保湿用のジェルやマスクなどを使用する。

B. 体液量の減少

脱水の判断とその原因を判断することが重要である。原因除去の可能性を医師と相談し、できない場合には市販されている口腔ケア用品などを使用して加湿することが必要になる。

C. 唾液腺機能の低下や神経伝導系の障害

唾液腺機能低下や**神経伝導系障害**の原因を突き止めることが重要であるが、低下した機能や伝導系の障害を短期間で回復させることは困難である。そのため、対処法は口腔保湿剤や含嗽薬の使用が中心となる。薬剤性の場合では薬剤の変更を医師に考慮してもらう。**Sjögren 症候群**や**放射線治療**に起因する口腔乾燥症では内服治療の開始を考慮する。

② 歯科衛生士が留意すること

　有病者は薬剤を服用しており、しかも複数の薬剤を服用していることが多い。多くの薬剤の有害反応に口腔乾燥や口渇があり、唾液分泌機能を低下させ、口腔乾燥症を発症させる。服用薬剤が多いほど、また服用期間が長いほど口腔乾燥症発症のリスクが高まる。全身疾患の治療のために服用している薬剤を、口腔乾燥症の原因と考えられるとしても完全な中止は困難であるが、場合によっては歯科医師から主治医に対し、薬剤の減量や有害反応の少ない薬剤への変更が可能かを打診してもらう。薬剤の減量や変更が困難な場合には、口腔機能向上訓練の実施や**口腔保湿剤**の使用、マスク着用等の対症療法が主となる。

③ 注意すべき症状と対策

①う蝕・歯周病
　薬剤の有害反応により唾液分泌機能が低下すると、自浄作用が低下し、う蝕や歯周病が増加・進行しやすくなる。その対策としては、今までよりメインテナンスの間隔を短くして早期発見・治療に努める、メインテナンスの際にフッ化物を塗布するなど積極的にフッ化物を応用する、歯磨剤はフッ化物が高濃度に配合されているものを使用することなどが推奨される。

②義歯適合不全・疼痛
　また唾液分泌機能の低下により、義歯の適合不全やそれに伴う疼痛を生じることがある。
　その場合も、メインテナンスの間隔を短くし、適切に歯科受診をすると良い。

③味覚障害・口腔粘膜疾患
　さらに口腔乾燥症による**味覚障害**や、口腔カンジダ症を含む**口腔粘膜疾患**の発症も増加しやすい。唾液分泌を促すための機能向上訓練の実施、舌清掃を含めた口腔衛生管理などが有用である。また、乾燥が強い患者では、義歯調整をした後に義歯粘膜面に口腔保湿剤を塗布して使用させることも有効である。

④摂食嚥下障害
　口腔乾燥症により咀嚼や食塊形成能が低下したり、咽頭・食道の通過障害を引き起こしたりすることもあり、**摂食嚥下障害**にも関与しているといわれる。固形物を摂取する前に、水分を摂取させるなど、十分に口腔および咽頭の保湿を行い、機能向上訓練を実施するとよい。

④ 薬剤による口腔乾燥症の対症療法

　いずれの場合においても、口腔乾燥症を有する有病者では、適宜水分を摂取したり、マスクを着用したり、必要に応じて口腔保湿剤（図1）を使用したりして、なるべく口腔の湿潤状態を維持することが重要である。口腔保湿剤にはジェル状、スプレー状、含嗽用等があり、性状が多様で、味や感触

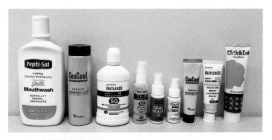

図1　各種口腔保湿剤

もさまざまな商品が市販されており、目的や嗜好に合わせて選択するとよい。ジェル状保湿剤は保湿効果が高い、スプレー状保湿剤は使用感がさっぱりしているなど、各商品の特徴を把握し、使い分けたり、併用したりすると効果的である。

また、全身的な活動低下を予防するため、口腔機能向上訓練を行い、全身と口腔機能の維持・向上に努めることも重要である。

唾液腺マッサージは一般的によく行われているが、唾液分泌量が増加するわけではないため、口腔周囲の刺激入力としては有用であるが、少なくとも薬剤による口腔乾燥症や自分で口腔管理ができる有病者において口腔乾燥症改善の効果は乏しい。

日常生活において、よく噛む、刺激物を避ける、ストレスをためない等に留意し、適切な口腔健康管理に努めることが必要である（**表1**）。

表1　薬剤による口腔乾燥症の対症療法

- う蝕・歯周病：適切な歯科受診、フッ化物応用
- 義歯適合不全・疼痛：適切な歯科受診
- マスク
- 口腔保湿剤
- 口腔機能向上訓練（健口体操など）
- 全身的な活動低下予防
- 水分摂取
- よく噛む
- 刺激物を避ける
- ストレスをためない　など

（岩渕博史、寺田　泉）

2 | 抗腫瘍薬による粘膜炎

1 口腔粘膜炎への対応

頭頸部癌**支持療法**のうち、口腔健康管理は日常におけるセルフケアが重要な位置を占める。適切なセルフケアが行えるように、多職種全体で口腔健康管理に関する知識を共有しておくことが大切である。

①口腔内の観察・評価

口腔内で粘膜炎が起こりやすい部位は、頬粘膜、口唇内面や舌下面の粘膜で、放射線治療を併用している場合は、照射野に含まれる全粘膜である。抗腫瘍薬単独では、舌背や硬口蓋粘膜等の角化した粘膜上皮には粘膜炎が現れにくいとされているが、放射線治療では照射野に一致して角化上皮にも出現するので注意が必要なため、各職種での観察・評価が重要である。

②局所の疼痛緩和・粘膜保護

CTCAE v5.0 Grade 2以上の粘膜炎では疼痛があるため、セルフケアの前に疼痛緩和を図る必要がある。リドカイン塩酸塩ゼリー（キシロカイン®ゼリー2％）、ジメチルイソプロピルアズレン軟膏（アズノール®軟膏0.033％）をセルフケアの前に患部に塗布することにより一時的な疼痛緩和と粘膜保護ができる。

③ブラッシング

バイオフィルムである歯垢を除去するためには、ブラッシングに勝るケアはない。粘膜炎が起きていても可能なかぎりブラッシングを継続することが大切である。粘膜炎の状態に応じた適切な歯ブラシや歯間ブラシ、タフトブラシの選択が重要である。

④洗口

　ブラッシング後の洗口はもちろん、ブラッシングできないほど重度の粘膜炎が起きているときには、水流そのものによる口腔内洗浄がセルフケアの中心となる。口腔内に貯留しがちな粘性の唾液を頻回の洗口で洗い流すことによって、口腔内を清潔に保つことができる。

　頭頸部癌患者の治療中は、適切な口腔ケア用品を選択することによって、口腔内の清潔を保つこと、そして、治療後も定期的な口腔衛生管理が必要である。可能なかぎり、治療前から治療後も継続した歯科介入が望ましい。

　また、多職種チーム全体で患者の口腔衛生管理と口腔機能管理をサポートすることで、治療のセルフケアの継続、治療後の QOL 向上につながる。

2 歯科衛生士が留意すること

①口腔粘膜炎を重症化させないための口腔衛生管理

　口腔粘膜炎に対する歯科衛生士の口腔衛生管理の介入目的は、口腔内の保清、二次感染予防、疼痛緩和、セルフケアの支援である[6]。

　なかでも口腔内環境を清潔に保つことが第一であり、毎食後、就寝前のブラッシングによる口腔内保清が基本となる。口腔乾燥や重度の口腔粘膜炎で開口障害が生じている場合は含嗽や保湿を行い、疼痛が強い場合は主治医の指導のもと、鎮痛薬や局所麻酔剤入りの含嗽剤を処方してもらい、疼痛が改善した後にブラッシングを行う[7]。

②口腔衛生管理のポイント

- ・口腔内をよく観察し、口腔粘膜炎の状態、清掃状態を確認する。
- ・痛みが強い場合は、局所麻酔薬入りの含嗽剤を施術 30 分前に用いる。
- ・視野確保のため頬粘膜や口唇、舌の圧排を行う。
　器具や手指で圧排を行う際は、水や口腔保湿剤などで湿らせてから口腔内に挿入する。
- ・口腔粘膜炎発現時は軟毛の歯ブラシや歯間ブラシ、タフトブラシにて口腔粘膜への接触を最小限に抑えるように注意しながらブラッシングを行う。
- ・口腔粘膜炎からの出血は、通常圧迫により止血が可能であるため機械的な清掃を行うが、易出血性となっている粘膜に対してはセルフケア時に出血の背景因子に注意する。
- ・口腔粘膜炎が重度で頻回に出血を起こすようであれば、含嗽のみの対応とする。
- ・含嗽が困難な場合は、水や含嗽剤などで湿らせた綿球やスポンジブラシを使用し優しく清拭する。

（石垣佳希、猪俣　徹、齋藤佳奈美）

3 | 抗血栓薬

1 抗血栓療法の概要

①抗血栓薬

　アテローム血栓症や心房細動に伴う脳塞栓症、あるいは静脈血栓塞栓症など、さまざまな血栓性疾患が急増している。抗血栓薬は血栓性疾患の予防や治療に使用され、**抗血小板薬**（アスピリン等）、**抗凝固薬**（ワルファリン等）、血栓溶解薬（t-PA 製剤等）に大別される。

②冠動脈疾患の血管内治療の増加

　心房細動患者が経皮的冠動脈形成術（percutaneous coronary intervention；PCI）後にステントなどの人工物を留置する治療が増加している。ステント留置後は血栓症誘発のリスクが高まるため、二剤抗血小板療法（dual anti-platelet therapy；DAPT）が施行されている。抗血小板薬の休薬が 1 週間を超えると血栓のリスクが高まる。

2 歯科治療上の留意点

①抗血栓薬の継続

　局所麻酔下で行われる普通抜歯等の観血的処置は、血栓塞栓症イベント合併予防のために、抗血栓薬は中止せず継続して行う。**PT-INR** 値が疾患における至適治療域にコントロールされており、かつ適切な止血処置が行われれば、ワルファリン継続下に抜歯を行っても重篤な後出血は生じない[8]。

②ワルファリン以外の抗凝固薬

　直接トロンビン阻害薬（ダビガトラン〈プラザキサ®〉）服用継続下で抜歯を行っても、適切な局所止血を行えば重篤な後出血は生じない。内服 6 時間以降の抜歯が推奨される。なお、イトラコナゾールとは併用禁忌である。第 X a 因子阻害薬（リバーロキサバン〈イグザレルト®〉、アピキサバン〈エリキュース®〉、エドキサバン〈リクシアナ®〉）服用継続下で抜歯を行っても重篤な後出血は生じない。内服 6 時間以降の抜歯が推奨される。なお、リバーロキサバンは、アゾール系抗真菌薬と併用禁忌である。

③複数の抗血小板薬併用、または抗凝固薬と抗血小板薬の併用

　アスピリンやアスピリン以外の 2 剤以上の抗血小板薬や抗凝固薬と抗血小板薬の併用など、基本的に複数の薬剤を使用している症例は、血栓塞栓症のリスクの高い患者である。服用継続下での抜歯が推奨され、十分な局所止血処置が必要である。

④抜歯後の止血処置

　抗血栓薬服用患者の抜歯においては、適切な止血処置が必要である。局所止血薬（アテロコラーゲン、酸化セルロース）を抜歯窩に挿入し、縫合、圧迫止血する。あるいはサージカルパック、止血シーネの装着を行う。止血確認してから帰宅させる[9]。

⑤伝達麻酔は施行しない

　抗血栓療法患者においては、手技による出血や血腫を形成する懸念があるため、伝達麻酔は原則的には施行しない。施行する際は27G針で低侵襲的に刺入を行い、ゆっくりと薬液の注入を行うことに留意する。

3 歯科衛生士が留意すること

①医療面接時

- ・抗血栓薬を内服している患者は、その多くの場合が内服していることを自覚しており、問診票や医療面接時に比較的容易に聴取することができる。
- ・抗血栓薬を内服していることは自覚しているが、該当病名や薬剤名を把握していないことがある。
- ・抜歯などの観血的な処置を行う場合、自己判断で休薬している場合がある。
- ・医療面接で確実に聴取し、自己判断で休薬している場合は、主治医または担当歯科医師の指示に従う必要がある。
- ・病名や内服薬を把握しておくことは、併発症やトラブルを避けるためにも必須である。
- ・状態によって、歯科処置を行うことを推奨されていない時期もあるため、注意が必要である[10]。

②スケーリング時

- ・基本的には出血リスクがある。しかし、縁上縁下ともに通常のスケーリングは対応可能である。
- ・ただし、スケーリングをする際に、歯肉炎が顕著な場合は出血のリスクが上がるため、歯肉の状態が安定した後にスケーリングを行う必要がある。

③SRP時

- ・SRPは歯肉への侵襲度が高いため、一度に多くの部位を行うのではなく、部位を細かく分けるなど工夫をする必要がある。
- ・処置後の止血状態の確認をする配慮も必要である。歯科医師との相談のうえ抗菌薬の投与をおこなう場合もある（図2）。

④出血が認められた場合

- ・基本的な止血法はガーゼによる圧迫と組織縫合で、止血剤の填入、電気メス

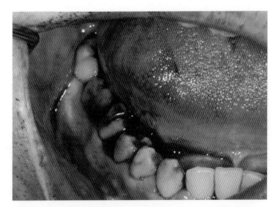

図2　下顎右側臼歯部からのスケーリング後出血

による焼灼、またサージカルパックや止血シーネを装着することがある（図3）[8,9]。止血が困難な場合は歯科医師へただちに報告し、適切な止血処置を施す。
- ・帰宅後や夜間に出血してくる場合もあるため、留意事項（頻回な含嗽や創部への刺激の禁止等）や出血時の対応（慌てずに止血部を圧迫する）を十分に説明する。

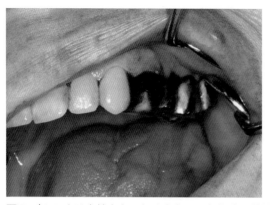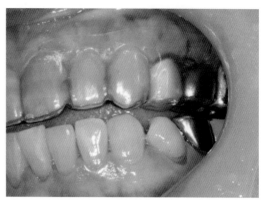

図3 　4 5 より自然出血のため止血シーネ作成、装着

⑤歯科衛生士として

　口腔環境の安定を図るためにも、歯科衛生士による口腔衛生管理は重要な鍵となる。また、管理を行わず放置している場合、自然出血を起こす可能性もあるため、医療面接の際に出血リスクがあると感じた場合はその可能性も考慮し、口腔衛生管理を行っていく必要がある（**図3**）。

⑥その他の注意事項

- ・抗血小板薬アスピリン（バイアスピリン®）を休薬すると、脳梗塞の発症リスクが3倍になる。
- ・抗凝固薬ワルファリンカリウム（ワーファリン）と抗菌薬（ペニシリン系、セフェム系）あるいは、鎮痛薬（アセトアミノフェン、メフェナム酸ほか）を併用すると、抗凝固薬の血中濃度が上昇し、出血リスクが上がることがあるので、注意が必要である。
- ・口腔カンジダ症に用いる抗真菌薬イトラコナゾール（イトリゾール®）は、抗凝固薬の作用が増強し、出血リスクが上がるため、ダビガトラン（プラザキサ®）とは併用禁忌、リバーロキサバン（イグザレルト®）はアゾール系抗真菌薬とは併用禁忌である[9]。ミコナゾールゲル（フロリードゲル®）は、ワルファリンカリウム（ワーファリン）とは併用禁忌である。

（槇野莉沙、高木純一郎、宮田　勝）

4 ｜ BP、抗 RANKL 抗体製剤

1 BP、抗 RANKL 抗体製剤

① BP、抗 RANKL 抗体製剤

　ビスフォスフォネート（BP）製剤は、破骨細胞を抑制することにより骨吸収を阻害する薬剤であり、経口薬、注射薬が多数ある。抗 RANKL 抗体（デノスマブ）製剤も破骨細胞による骨吸収を抑制する。BP 製剤やデノスマブ製剤は骨粗鬆症やがんの骨転移患者の治療に用いられている。

② BRONJ、DRONJ、ARONJ、MRONJ

　BRONJ は BP 製剤に伴う顎骨壊死の発生を指し、DRONJ（denosumab-related ONJ）は、デノスマブに伴う顎骨壊死を指す。ARONJ（anti-resorptive agents-related ONJ）は BRONJ と DRONJ を包括した名称である。また、抗がん薬と併用される血管新生阻害薬（スニチニブ、ベ

バシズマブ等）でも ONJ が発生することから、全部を包括して、**薬剤関連顎骨壊死**（medication-related ONJ；MRONJ）という名称が用いられている。

2 歯科治療上の留意点

① BP 製剤等投与中の抜歯について

　BRONJ 症例が報告された当初、侵襲的歯科処置である抜歯は、BP 製剤投与中はできるかぎり避け、抜歯を施行するときは原則として休薬することが推奨されていた。骨粗鬆症に対して用いられる低用量（経口剤）の BP 製剤でも、抜歯後に BRONJ を発症するとの報告が多かったためである。現在は感染源となる歯は早期に抜歯することが BRONJ の予防になると考えられている。また、BP 製剤の休薬による抜歯時期の延長は歯性感染症の進展につながることがある。ポジションペーパー 2016 に準じ、ハイリスクの症例でない場合は、休薬せずに対応する。抜歯に当たっては、抜歯直前に抗菌薬（アモキシシリン）の投与を行い、不良肉芽の搔爬、縫合を行う。

② 顎骨壊死発症例

　口腔衛生管理の徹底を行い、疼痛や感染制御を行う。周囲骨を含めた壊死骨の除去が必要であり、手術可能な医療機関と連携を図る。なお、顎骨壊死の患者の多くはがん患者であり、全身状態により、手術不可能な例も多く、対症療法を選択することも多い。

3 歯科衛生士が留意すること

① MRONJ の早期スクリーニングと早期発見

A. 医療面接での留意点

- 患者が、歯科治療に内服薬は関係ないと思っている場合がある。
- お薬手帳では、注射薬の把握ができない場合があるため、注射薬の BP・抗 RANKL 抗体製剤の使用を情報収集できないことがある。
- がん治療中など既往歴を言い出せない場合がある。
- 医療面接による既往歴や内服薬、注射薬の詳細を聴取することは最も重要である。

B. 兆候を察知する

- MRONJ と診断される前の症状に気がつけば、二次的感染制御や、壊死部分の拡大を予防することができる。
- 骨露出のない前駆症状を判断するのは容易ではない。医療面接や視診から得られた情報から「あれ、もしかして？」と思えることが大切である。
- 口腔内の徴候の所見として、深い歯周ポケット、歯の動揺、口腔粘膜潰瘍、歯肉腫脹、歯肉潰瘍、膿瘍形成、開口障害、口唇の感覚鈍麻または知覚麻痺がある（**図4～6**）。
- 歯性感染と同様の所見を認めるが、明らかな原因歯が特定できない場合は注意したい。
- 骨隆起から自然発症することや、義歯が不安定でできた創傷から顎骨壊死が起こることもある。

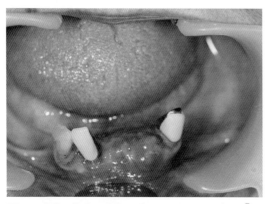

図4　疾患：乳癌　薬剤：ゾレドロネート（ゾメタ®）、デノスマブ（ランマーク®）
下顎に歯肉潰瘍を認める。

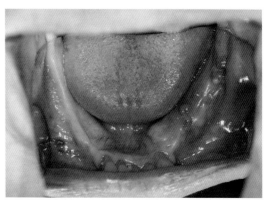

図5　疾患：骨粗鬆症　薬剤：アンドロネート（ボナロン®）
下顎左側に瘻孔を認める。

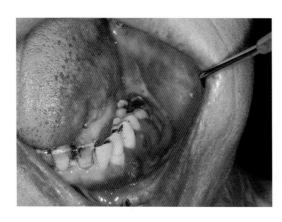

図6　疾患：乳癌　薬剤：デノスマブ（ランマーク®）
下顎左側に歯肉腫脹を認める。

②**患者教育**

A. 薬剤のベネフィット（有益性）とリスク

　MRONJの発症（リスク）を恐れて、患者自身の判断で休薬してしまうことに注意しなければならない。そのためには、薬剤のベネフィットを説明しておく必要がある。また、歯科衛生士が関与して口腔環境が良くなるようサポートすることを伝え、安心感を与えることも効果的である。

B. 必要な外科的歯科治療

　保存不可能な歯や予後不良な歯を放置しておくことは、顎骨壊死のリスク因子となる。抜歯などの侵襲的な治療を行える環境作りも重要である。

C. 定期的な歯科受診

　良好な口腔環境を維持していくには、継続的な**セルフケアとプロフェッショナルケア**が不可欠である。そのため、一度歯科受診が終了しても定期受診による口腔健康管理が必要である。

D. MRONJの病態

　最善の歯科処置を行っても、MRONJを完全に予防することはできないことを理解してもらう必要がある[12]。

（塚本暁子、高木純一郎、宮田　勝）

【3章2節　参考文献】

1項「口腔乾燥症」

1) 岩渕博史：唾液の変化は何をもたらすか－ドライマウスから唾液分泌減少症へ．Quintessence 33（4）：66-76，2014.
2) 山近重生，中川洋一，他：口腔カンジダ症へ及ぼす唾液分泌機能低下の影響．歯薬物療 29（1）：15-20，2010.
3) 日本老年歯科医学会監修，米山武義，下山和弘，他編：口腔ケアガイドブック．口腔保健協会，東京，2008.
4) 柿木保明，山田静子編著：看護で役立つ口腔乾燥と口腔ケア 機能低下の予防を目指して．医歯薬出版，東京，2005.
5) 中川洋一，斎藤一郎：これで解決‼ドライマウス．永末書店，京都，2009.

2項「抗腫瘍薬による粘膜炎」

6) 藤本篤士，武井典子，他編著：5疾病の口腔ケア－チーム医療による全身疾患対応型口腔ケアのすすめ．医歯薬出版，東京，2015.
7) 別所和久監修：これからはじめる周術期口腔機能管理マニュアル．永末書店，京都，2013.

3項「抗血栓」

8) 日本有病者歯科医療学会，他編：科学的根拠に基づく抗血栓療法患者の抜歯に関するガイドライン．2015年改訂版，学術社，東京，2015.
9) 日本有病者歯科医療学会編：有病者歯科学．永末書店，京都，2018.
10) 白川正順，今井　裕，他："医療連携"に役立つ有病者歯科マニュアル．18-21，医学情報者，東京，2013.

4項「BP、抗RANKL抗体」

11) 日本有病者歯科医療学会編：有病者歯科学．永末書店，京都，2018.
12) 柴原孝彦，岸本裕充，他監修：薬剤・ビスフォスフォネート関連顎骨壊死 MRONJ・BRONJ 最新米国口腔顎顔面外科学会と本邦の予防・診断・治療の指針．50-88，クインテッセンス出版，東京，2016.
13) 顎骨壊死検討委員会：骨吸収抑制薬関連顎骨壊死の病態と管理：顎骨壊死検討委員会ポジションペーパー 2016.
14) 黒嶋伸一郎，澤瀬　隆，他監修：顎骨壊死を知っていますか？ 骨粗鬆症やがん治療中の患者さんが歯科治療にかかる前に．15-16，医歯薬出版，東京，2018.

第4章

周術期等口腔機能管理

1. がん治療と緩和医療

1 がん治療と緩和医療

1 がん治療患者の口腔管理（周術期等口腔機能管理）

1 がんの治療と周術期等口腔機能管理の目的

　がんは全身の臓器に発生し、各臓器において治療法・成績も異なるが、原則として、①外科療法（手術療法）、②放射線療法、③化学療法のいずれかの治療および併用療法が行われる。この3つの治療法においては、併発症について理解しておくことが必要であり、いずれの治療法においても適切な口腔健康管理が必要であり、それにより治療を中断するような重篤な併発症を予防することができる。

　がん治療に付随して起きる口腔内併発症は、患者のQOLを下げるだけでなく、目標とする治療の完遂に悪影響を及ぼすことから、この予防・管理のために医科と歯科が連携し口腔の管理を行うことが重要である。口腔管理のような支持療法はエビデンスの構築が難しい分野とされてきたが、現在はがん治療の併発症を抑え、目標とする治療の完遂率を向上させ、結果として治療成績を向上させる有効な手段として、エビデンスが徐々に構築されてきている[1]。

　がん治療、特に頭頸部癌の治療を安全に完遂するためには、多職種が連携したチームアプローチ（図1）が重要である。口腔の健康状態は、口腔併発症の発生率・重症度に関連する。効果的な口腔衛生の維持は、がん治療のあらゆる段階で重要であり、健康な状態で食べられることは、体力を維持し、つらいがん治療を乗り切るためにとても重要である。

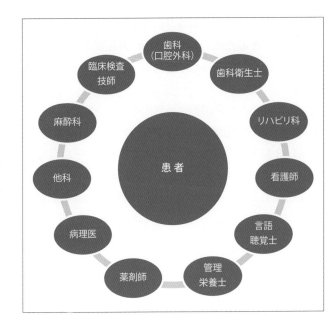

図1　多職種連携によるチームアプローチ
多職種が連携して、がん患者に介入していく

①外科療法

　外科療法は、手術によってがんをすべて取り除く（根治手術）治療法であり、大きく原発切除術と転移リンパ節郭清に分けられる。切除後は形態や機能回復のために再建術が行われる。頭頸部癌手術では、進行がんに対して再建術が行われることが多く、術後の併発症をいかに防ぐかが重要である。再建術は、腹直筋皮弁や前腕皮弁、大腿皮弁、骨皮弁などで再建する。低栄養や感染に注意し、縫合不全、誤嚥性肺炎などが起こらないようにしなければならない。術前、術後の周術期に口腔衛生管理を行い、口腔内細菌を減らすことは、肺炎などの併発症予防に有効である。

②放射線療法

　放射線療法は、局所治療として根治治療から緩和治療まで、形態、機能を温存しながらがん治療ができるという特徴がある。頭頸部癌治療において、機能を温存するという点で、放射線療法が選択されることが多いが、放射線の影響により口腔内にさまざまな併発症が発現する。**口腔粘膜炎**は、治療開始直後より生じ、治療の継続を妨げる重大な合併症となり得る。CTCAE v5.0において Grade 3以上では、経口摂取障害が著しくなり、QOL が低下し、それにより治療中断を余儀なくされる。放射線療法や化学療法による粘膜炎は、フリーラジカルが産生され、サイトカインカスケードを起こすことによる直接の粘膜障害によるもの（**一次性粘膜炎**）と、白血球減少に伴う二次的な口腔内感染によるもの（**二次性粘膜炎**）との、2つの機序によって発症し、炎症の増悪により重症化が進んでいく。放射線療法により、唾液腺が障害を受け、口腔乾燥や味覚障害を生じ、これも重症化の一因となっている。そのほかにも、治療中の低栄養、免疫能の低下などにより、カンジダ症、ヘルペス感染、骨髄炎が発症することがあり、対応が必要となる。頭頸部癌における放射線療法では、口腔粘膜炎は必発であるため、治療前後で口腔衛生管理を行い、重症化を予防することが肝要である。

③化学療法

　化学療法は、抗腫瘍薬を全身または局所に投与することにより、がん細胞を死滅させる治療法である。抗腫瘍薬は**殺細胞薬**、**分子標的薬**、ホルモン薬を用いた治療に分類される。殺細胞性抗

腫瘍薬は、細胞周期に作用して、がん細胞を死滅させる作用があるが、骨髄細胞や上皮の基底細胞のような分裂の早い正常細胞も攻撃してしまう。そのため、血液毒性や口腔粘膜炎が発症する。化学療法による口腔粘膜炎頻度の高い有害反応であり、放射線療法と同様、口腔粘膜炎が重症化すると治療薬の減量、中断を余儀なくされる。

　分子標的薬は、がん細胞と正常細胞の違い、すなわちがん細胞に特異的な機構を標的にすることにより抗腫瘍効果を発揮する薬剤である。このなかで頭頸部癌に適応のあるセツキシマブ（アービタックス®）や乳癌、腎臓癌に適応のある mTOR 阻害薬のエベロリムス（アフィニトール®）など、多くの分子標的薬において口腔粘膜炎が発症しやすいことが知られている。そのため、治療前後の口腔衛生管理において重症化を予防することが重要となる。また、全身状態悪化による日和見感染発症には注意しなければならない。

② 周術期等口腔機能管理の実際

　周術期とは、入院、麻酔、手術、回復といった、患者の術中だけでなく、前後の期間を含めた一連の期間である。この周術期に歯科介入による適切な口腔衛生管理を行うことで（図2）、誤嚥性肺炎などの術後感染の減少や、それに伴う平均在院日数の短縮、投薬量の減量などさまざまな効果が報告されている[2]。実際には歯科医師、歯科衛生士、看護師の指導のもと患者や介助者が行う口腔ケアと、歯科医師、歯科衛生士が行う**専門的な口腔の管理**（口腔衛生管理、口腔機能管理）に分類され、これらを口腔健康管理と呼んでいる。

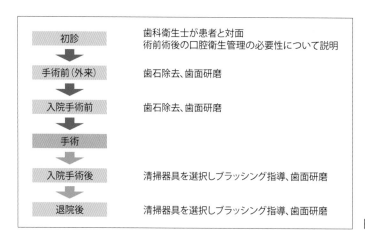

図2　歯科衛生士による介入の流れ

　口腔の管理は、具体的には薬剤や器具を用いて歯、舌や口腔粘膜の隅々まで専門的に清掃するだけでなく、発音や摂食嚥下をチェックし、口腔周囲の筋肉や神経、感覚器などを刺激したり、口腔の運動や体操をすることにより、口腔機能や感覚などの維持、回復を図る。

③ 歯科衛生士が留意すること

①歯科衛生士による周術期等口腔機能管理とは？

　がん治療は、外科手術、放射線療法、化学療法などがあり、その治療過程において、口腔粘膜

炎や口腔乾燥症などの口腔併発症の発現が多くみられる。口腔併発症が起きると「口の中が痛い、食べられない、眠れない」など患者からの声が多く聞かれる。

　そのような患者からの訴えを傾聴し、口腔衛生管理の必要性を患者に理解してもらえるよう努めることで、患者との信頼関係を築いていく。そして患者の口腔内の状況や全身状態に合わせて多職種と連携し、歯科衛生士が口腔衛生管理を行うことで術後の口腔併発症を予防していくことが重要となる[3]。

②歯科衛生士による口腔衛生管理介入のタイミング

A．手術前（外来通院時、手術前日）

　歯石や歯垢の付着などで口腔衛生状態が不良のまま手術を行うと、術後の感染、治癒の遷延、誤嚥性肺炎、不顕性肺炎などが起こる可能性がある。したがって、口腔内細菌数を減少させるために、口腔癌治療を開始する前から歯科衛生士による口腔衛生管理を行うことが、術後の感染予防や良好な経過につながる。

　また、術前術後の口腔衛生管理がなぜ必要なのかを患者に説明し、理解を深めてもらう。

B．手術後・入院中

　がん手術後は口腔内の環境が大きく変化する。

　たとえば口腔癌（頭頸部癌）では、舌癌、歯肉癌、頬粘膜癌など、手術部位や切除範囲、再建手術の方法は病態によりさまざまである。そのため、歯垢や舌苔、喀痰などの付着部位、汚染度合いが患者ごとに異なるので、口腔内をよく観察し、必要な器具を選択して口腔衛生管理を行う。患者の年齢、口唇の状態、鼻咽腔閉鎖機能をみて、誤嚥のリスクが高い患者であれば、施術時の体位についても工夫が必要である。

　術後の感染防止のため早期に口腔衛生管理を開始することも重要である。患者へは、歯ブラシ、歯間ブラシ、タフトブラシ、スポンジブラシなどを用いてブラッシング指導を行う。清掃器具が創部に当たらないよう注意し、患者のセルフケア向上につながる効果的な指導を行う。

　また、がん患者は精神的に不安定である。特に、手術後は疼痛や口腔内の変化に対しての戸惑いもある。患者の訴えを傾聴し、患者自身のモチベーションを向上させることで口腔衛生管理を継続的に行うことができる。

C．退院後

　退院後も創部の治癒過程において、口腔粘膜の色調や形態は変化する。また、唾液流量の低下に伴う口腔乾燥も認める。

　歯科衛生士は、退院後の経過観察時に、口腔内環境の変化、歯垢付着部位、食物残渣停滞部位を確認して口腔衛生管理を行う。患者には、磨きにくい部位の確認や、セルフケア時で困っていることがあるかなど聞き取りを行う。

　退院後は、患者自身によるセルフケアがメインとなるためブラッシング指導は必須である。

　患者それぞれ、口腔内環境、年齢、性格、生活環境、食形態などにより汚れの付き方が異なる。そのため、退院後も患者に合わせたブラッシング指導と歯科衛生士による口腔衛生管理を継続させていくことが重要である。

（石垣佳希、猪俣　徹、齋藤佳奈美）

2 終末期がん患者の口腔管理

1 終末期がん患者における口腔内のトラブル

①口内炎（粘膜炎）

　終末期がん患者では約50％に口内炎が発症するとされる。口内炎の原因としては免疫能やQOLが低下することにより、**口腔カンジダ症やヘルペスウイルス**による口内炎が主なものである（**図3**）。体重減少や口腔乾燥により義歯の不具合が生じ、義歯床下粘膜に潰瘍が形成され、二次感染が生じて口内炎を発症することも少なくない。また、精神的または痛みなどによる身体的ストレス、経口摂取不良によるビタミン不足によりアフタ性口内炎が増加するとされているが、後期終末期患者では多くない。口内炎は疼痛や出血により経口摂取を困難にさせ、栄養状態を悪化させると同時に患者の楽しみも奪ってしまう。

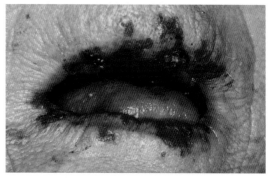

図3　ヘルペスウイルスによる口内炎

②口腔乾燥症

　終末期がん患者において口腔乾燥の訴えは非常に多く、終末期がん患者の80～90％で認められる（**図4**）。終末期がん患者の口腔乾燥症の原因は、①口呼吸・酸素マスク使用、②熱性疾患・下痢や**腹水・胸水の貯留**、③向精神薬・抗コリン薬・オピオイドなどの使用がある。口腔乾燥症は介助者による口腔ケアを著しく困難にすると同時に口腔環境を劣悪化させ、口腔カンジダ症の発症や口臭などの原因にもなる。

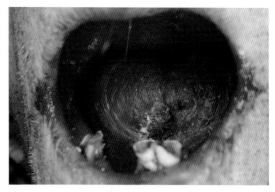

図4　強い口腔乾燥症を有する終末期がん患者の口腔内

③口腔カンジダ症

　がん終末期患者では宿主の抵抗力やQOLの低下により、高率に口腔カンジダ症が発症する。口腔カンジダ症は口内炎や口腔内出血の原因でもある。また、**両側の口角炎**はカンジダが関与している。

④口臭

　口臭は患者のみならず、その家族をも不快にさせる。口臭の大部分は口腔由来で、主に舌苔から嫌気性菌が産生する**揮発性硫化物**（volatile ulfur compounds；VSC）である。口腔乾燥症患者では口臭が強くなる。また、終末期がん患者では口腔乾燥のほか、非経口摂取による舌苔の増加、口腔清掃状態の劣悪化や免疫機能の低下による歯周病の進行により口臭が強くなる。また、終末期がん患者では原疾患や全身状態の悪化に伴う口臭にも注意を払う必要がある。

⑤出血

出血は口臭の原因や感染の原因になる。また、患者のみならずその家族も不安にさせる（**図5**）。出血ではその原因を考えることが重要である。歯周組織の炎症性疾患、清掃不良、口内炎、易出血性（全身状態悪化に伴う血小板数や凝固能の低下、DIC）を原因として考慮する。口角や口唇からの出血では口腔カンジダ症を疑う。

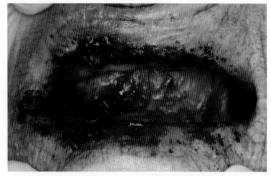

図5 口腔内からの出血を認める終末期がん患者

2 歯科衛生士が留意すること

①歯科衛生士が行う口腔管理の実際

A. 口腔乾燥症

さまざまな口腔不快症状の原因となるので注意が必要である。飲用水による含嗽は、加湿の基本となるが、蒸散しやすく保水力にも欠ける。また、ADL低下に伴い含嗽自体が困難になってくる。そのため、含嗽剤や市販の保湿用品の使用が有効である。導入としては液状のものから選択し、必要に応じ被膜の厚いジェル状に移行する。そのとき、口腔前方は厚めに、口腔後方は薄めにすることで不快感を軽減でき、蒸散を防ぎ、回収も簡便となる。乾燥が回避されることで、咽頭も湿潤となり喀痰排出の一助となりうる。

B. 口腔カンジダ症

偽膜性・紅斑性などさまざまな症状を呈し、増悪すると疼痛や出血の原因となる。発症を見落とさないためには、舌側縁や口底、口腔前庭、頬粘膜後方などの粘膜が密着する部位や口角、咽頭後壁の観察も忘れないようにする。治療は口腔の保清と抗真菌薬の投与が基本となる。遊離偽膜や白苔など回収に努めるが、脆弱な粘膜を損傷しないよう、軟らかいスポンジを使用するなど留意する。

C. 口臭

自浄作用・免疫能の低下等で容易に悪化しやすいが、口腔保清の成果が最も実感されやすい。肥厚した舌苔や固着した痂疲は口腔保湿剤などで軟化させ、軟らかいスポンジで徐々に除去する。一度に除去するよりも数日かけて徐々に行うことで、口腔粘膜の損傷が防げ、継続的なケアとなり、口臭の予防にもつながる。口腔癌やMRONJ（薬剤関連顎骨壊死）・粘膜炎など創部からの臭気の場合、洗浄が中心となり愛護的な対応となる。

D. 口内炎

免疫能低下や脆弱化した粘膜の影響で、容易に二次感染を生じることがあるので注意が必要である。口内炎の原因が口腔カンジダ症やヘルペスウイルス感染であることがあり、必要に応じて薬剤投与を検討する。治療は疼痛の緩和と口腔保清が中心である。口腔保清により口内炎への二次感染を予防することが期待されている。口内炎の局所疼痛コントロール方法には、**キシロカイン含有含嗽剤**と**粘膜被覆材**の使用がある。キシロカイン含有含嗽剤は疼痛部位により含嗽・口腔貯留・噴霧など投与方法に幅があり、ADLに合わせて選択が可能であるが、持続時間が短い特徴がある。飲食前や口腔清掃前に使用させる。粘膜被覆材は物理的に刺激が遮断

され有用だが、部位によっては材料到達が難しく工夫が必要である。口腔保清後の汚染回収として洗浄・含嗽が重要だが、飲用水やキシロカイン含有含嗽剤では口腔粘膜に疼痛を生じさせる場合があるので、必要に応じ生理食塩水・重曹水での含嗽を検討する。疼痛緩和を試みても改善しないとき、保湿を基本とした愛護的な対応とし、介入方法を再検討する。全身の疼痛コントロールが不十分なことも想定され、多職種での検討が必要な場合もある。

E. 出血

止血機能の低下、口腔疾患や口腔粘膜炎の増悪、擦過等が出血の原因である。圧迫による止血と汚染による増悪を予防するため、口腔保清が基本となる。終末期後期となると正常な止血機構ではないため、止血困難となる場合がある。圧迫ガーゼの除去が刺激となり再出血が懸念される場合、ワセリンを基剤とした軟膏を使用する。その際、収斂作用を含有した軟膏だと奏功しやすい。止血困難な場合はアドレナリン・酸化セルロース綿の検討がなされる。血餅は無理に除去せず、保湿を基本とした愛護的対応とし、上皮再生と洗浄による感染予防に努める。

②問題と解決

がん終末期患者では、一般的に亡くなる2〜3カ月前まではADLの保たれていることが多いが、1カ月前あたりからは急速に全身状態が悪化し、不眠やせん妄、気持ちのつらさなど精神症状のも遭遇することがある。また、患者の変化に伴い、家族の心理にも変化が生じる。口腔衛生管理の必要性はあるものの残された時間がきわめて少なくなり、理想とするケアを十分に施すことができないこともある。このような場合には、歯科医師だけではなく、多職種で情報交換することで理解、打開策、優先順位がみえてくる。

コラム **歯科衛生士としての支援**（終末期がん患者の訪問歯科診療の経験から）

ある日、ケアマネジャーから臭気コントロールの居宅訪問依頼があった。玄関前にもかかわらず異臭がするのに気が付いた。訪問時期は7月中旬で梅雨明け間近、高温多湿にもかかわらずエアコンを使わず、窓を開け扇風機のみ使用していた。患者さんは、"上あごに穴が開いていて痛いのよ、だからご飯が食べられないから身体が弱っていくので○○に迷惑かけちゃって困っているの"とご家族に目を向けている。口蓋がんの終末期で硬口蓋〜軟口蓋の一部に穴が開いており、鼻腔が直視できる状態。できるかぎりの口腔清掃をしていると患者さんの表情が緩む瞬間があり、ケアの背後から処置を食い入るように見つめている家族を感じる。家族の話から腫瘍拡大による不快症状を回避するために開口保持した結果、口腔乾燥が生じ、さらなる臭気の増悪を招いたものと考えられた。

本人と家族の希望もあり、口腔清掃の方法を指導し、1週間後に再来の約束をした。再来時、口腔内は、穴が大きくなり軟口蓋後方へ自壊が拡大しているのが確認され、疼痛コントロールが気になる状態であった。一方で、痂皮や舌苔が減少し、部屋の異臭が激減し、家族の協力がうかがえた。その後、家族より孫と会うのが患者の希望であると告げられるが、臭いがすごすぎて躊躇していたとのこと。「この調子なら、会わせることができる気がします。」との言葉をいただいた。臭気のコントロールを目的にした口腔管理の依頼であったが、人生最後の家族の時間を作る支援が仕事なのだと理解した。

（岩渕博史、小林典子）

3 緩和ケア

1 緩和ケア概論

①緩和ケアとは

2002年のWHOによる**緩和ケア**の定義は「生命を脅かす疾患に伴う問題に直面する患者と家族に対し、疼痛や身体的、心理社会的、スピリチュアル（霊的）な問題を早期に同定し、適切に評価し対応することを通して、苦痛の予防と軽減を図り、QOL（quality of life：生活の質）を向上させるためのアプローチである」とされている。緩和ケアとは生命を脅かす疾患に伴う疼痛や身体のつらさ、気持ちのつらさ、生きている意味や価値観についての疑問、仕事や療養場所、医療費のことなどや、患者のみならず家族が直面するさまざまな問題に対して支援する医療である。従来、緩和ケアは「看取りの医療」や「終末期医療」と取られがちであったが、2002年のWHOの定義では「身体や心のつらさ」など終末期以外の症状にも焦点が当てられるようになった。

このことにより、緩和ケアは進行がんの患者のみならず、がんと診断されたときからがんの疼痛のみならずさまざまな患者の苦痛を和らげるために、早期に提供されることが重要と考えられるようになった。2006年に成立したがん対策基本法をもとに策定された第一次がん対策推進基本計画では「治療開始の初期段階からの緩和ケアの実施」が重点項目にあげられ、2012年に改訂された第二次がん対策推進基本計画においては「がんと診断されたときからの緩和ケアの推進」に変更され、緩和医療・ケアとは決して終末期ケアではない（**図6**）。

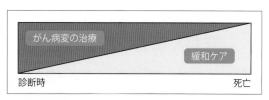

図6 包括的がん医療モデル
（世界保健機関編：がんの痛みからの解放とパリアティブ・ケアーがん患者の生命のよき支援のためにー．10，金原出版，東京，1993．より引用改変）

さらに、WHOの定義のとおり、緩和ケアはがん患者やその家族だけが対象ではない。最近わが国においても、**非がん疾患への緩和ケア**の提供も注目され、重症心身障害児者、神経難病、慢性肺疾患、慢性心疾患、代謝性疾患、認知症高齢者など広い領域に及んでいる。しかしながら、現在のわが国の緩和ケア病棟には、末期のがんあるいはAIDS患者しか入棟できないという健康保険上の制約がある。

②わが国におけるがん患者の緩和ケアの現状

緩和ケアを専門的に提供する施設や機関には、**ホスピス**や**緩和ケア病棟**がある。しかし、わが国においては緩和ケアの専門施設を使用しているがん患者は1割程度とされ、がん患者に対して十分な緩和ケアが提供されてはいない。また、疼痛治療で使用される**医療用麻薬量**は欧米先進国に比べ、非常に少ない状況であり、わが国においてはがん性疼痛が十分に除痛されていないと考えられる。

② がん患者の緩和ケア

①がん患者の緩和ケアの特徴

　がん患者の特徴としては、亡くなる直前まで比較的 QOL が保たれているが、最後の数カ月に急速に QOL が低下することも少なくない。そのため、それらの症状に対して、迅速な評価と適切な評価と対応を取ることが必要である。また、「がん」と診断されること自体が患者・家族にとって大きな精神的な負担であるため、その後の治療法の選択や治療中止の決断などの場面で、精神的、社会的、霊的なケアが必要かつ重要である。

②歯科対応、歯科治療上の留意点

　歯科医師は口腔癌診療に直接携わる以外にも、口腔癌以外のがん患者の口腔内併発症の評価や口腔清掃を含む口腔管理を行うことにより、がん患者のサポートを行っている。そのため、歯科医師が、がん患者に緩和医療・ケアを提供する機会は少なくない。**口腔の管理**については頭頸部癌、呼吸器癌、消化器癌患者などの周術期やがん化学療法・放射線治療、がん終末期患者において診療報酬の算定が可能となっている。これらがん化学療法・放射線療法の併発症としての口腔粘膜炎、骨転移の治療薬として使用する**ゾレドロン酸水和物**（ゾメタ®）や**デノスマブ**（ランマーク®）の有害反応である**顎骨壊死**に対する予防や治療など、口腔健康管理の意義について認識は年々高まっている。

③ 非がん患者の緩和医療・ケア

①非がん患者の緩和医療・ケアの対象となる疾患と特徴

　非がん疾患の緩和医療・ケアの対象となる患者は、「生命を脅かす疾患を患い、何らかの緩和医療・ケアを必要とする患者のうち主たる疾患が悪性腫瘍でない患者」と定義されている。非がん疾患の緩和医療・ケアの対象者は、脳卒中、認知症、神経難病、呼吸器疾患、心不全、腎不全、肝不全などの慢性疾患の終末期の患者である。非がん疾患は細胞壊死や退行性変化による衰退が基本的病態で、最期には呼吸および身体機能と摂食嚥下機能が障害されることが多い。そのため、非がん疾患患者の終末期における苦痛は、呼吸困難や長期臥床に伴う種々の老年症候群、摂食嚥下障害が多くみられる。

②がんと非がんの病態と軌跡の違い

　がんの基本的病態は局所での増殖・浸潤と全身への転移であり、ほとんどの進行したがんは、比較的早期から疼痛が出現し、全身臓器の機能不全、終末期には悪液質を引き起こす。一方、非がん疾患はもともと障害される臓器も多様であり、また、脳卒中のように突然発症するもの、腎不全や肝不全のように潜在多岐に進行するもの、心疾患や呼吸器疾患のように急性増悪を繰り返すもの、Alzheimer 型認知症（AD）のように緩やかに機能が低下するもの、筋委縮性側索硬化症（ALS）のように比較的早くから呼吸や嚥下機能が低下するものなど、臨床経過も多種多様であり、疾患の軌道の共通点がほとんどない。これは、非がん疾患の多くが、細胞壊死や退行性変化による衰退が基本的病態であり、疾患や個人によって機能が低下する部位や臓器、進行の仕方やスピードがさまざまであるからである。さらに非がん疾患では、「標準的な治療やケアが行われたか」、「延命治療を選択したか」が軌道や予後に大きく影響する。これらの理由から非がん疾患の軌道は非常に複雑で多様であり、がんのような予後予測は困難である。

③非がん疾患の苦痛の特徴

　がんと非がん疾患の症状には明らかな違いがある。がんは基本的に疼痛が早期から発生し、増強しながら、長期持続する。さらに、がんが原発巣や転移先で増大することによって呼吸不全、麻痺、肝不全や腎不全などを起こし、倦怠感や食欲不振、るい痩などの全身症状を引き起こす。このようにがんは、種類にかかわらず、症状において一定の共通性・法則性が認められる。一方、非がん疾患は、障害される部位や速度は疾患や個人により異なり、法則性に乏しい。ただ、最期は生命保持に必要な呼吸機能や嚥下機能が侵されるため、終末期の苦痛としては呼吸困難や嚥下障害、食欲不振が出現しやすい。多くの非がん疾患では疾患の標準的な治療を最期まで行うことが緩和医療・ケアとなる。そのため、症状緩和のためにも積極的な原疾患の治療を継続することが必要であり、標準的な治療・ケアの上にオピオイドの投与など緩和医療・ケアの手技を加えていく。非がん疾患終末期の症状緩和では、呼吸困難を中心に、嚥下障害、感染症に伴う発熱、喀痰や唾液などの分泌物の管理、褥瘡などの廃用症候群に伴う諸症状のマネージメントが必要になる。

④歯科対応、歯科治療上の留意点

　誤嚥性肺炎を背景とした**医療・介護関連肺炎**は全肺炎の6割を占める最も一般的な肺炎である。肺炎は非がん疾患の最大の死因であり、呼吸困難の原因となるため、緩和医療・ケアの観点から口腔健康管理は非常に重要である。また、嚥下機能障害に対する歯科的なアプローチも重要になる。

4 終末期がん患者の緩和ケアの実際

①終末期がん患者緩和ケアの現状

　早期からの緩和ケア介入の余命を延長する有効性が示されていることなどから、がん治療と緩和ケアが互いに補い合う包括的がん治療モデルが提唱されている。しかし、わが国においては安心してがん治療が受けられ、苦しくなく過ごせたと考えている人は半数に満たないとされている。

②全人的苦痛

　緩和ケアは身体的な苦痛のみでなく、患者と家族のさまざまな苦痛に対処し、QOLを改善することが目的である。そのため、**全人的苦痛**の理解は、患者の苦痛を多面的に捉えるうえでたいへん重要である。全人的苦痛とは**身体的苦痛、精神的苦痛、社会的苦痛、霊的（スピリチュアルペイン）**に分類されている（**図7**）。

　がん患者の身体的苦痛は、経時的に発症頻度が増し、痛み、呼吸困難、倦怠感、口渇、早期腹満感、便秘、

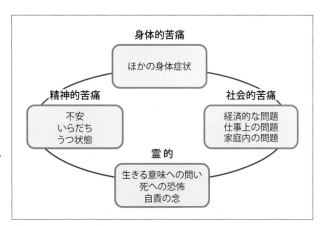

図7　全人的苦痛

食欲低下、不眠などの発生が多い。精神心理的苦痛は、患者の楽しみ、生きる意義、他者との関係性を害し、QOLを低下させ、痛みやほかの身体症状を増幅させる。身体症状が十分に緩和されていないと強い精神心理的苦痛の原因となることがあり、ほかの苦痛と相互に影響する。また、

病気の進行に伴い精神心理的苦痛は大きくなる傾向がある。社会的苦痛は、今まで果たしていた役割を、病気によって果たせなくなったときなどに発生する。原因としては経済的問題、職業の喪失や変更、患者自身や家族の生活への影響などがあげられる。霊的とは「自分の存在自体や、その意味を問うことに伴う苦痛」とされ、死期が迫った際に、その問いが強い苦痛を生じさせる。

③痛みの評価

痛みの評価では、部位と経過、強さ、増悪因子と軽快因子、日常生活への影響と現状の満足程度を数値化して評価することが重要である。痛みの強さの評価スケールには、visual analogue scale（VAS）、faces pain scale（FPS）、numerical rating scale（NRS）などさまざまなものが使用されているが、NRS が簡便で使用しやすく、臨床的に広く使われている。

④がん疼痛治療の概要

A. WHO の鎮痛薬の使い方に関する 5 原則

a. 経口的に（by mouth）

患者が自分自身で使用することができる「経口薬」からで始めるのが基本とされている。しかし、嚥下機能障害や消化器癌などで経口薬の服用が困難な場合には、貼付薬や注射薬、座薬を使用する。

b. 時刻を決めて規則正しく（by the clock）

がん性疼痛の治療では、鎮痛薬の血中濃度を常に一定にすることが重要である。そのため、痛くなってから使用するのではなく、一定の間隔で規則正しく使用することが必要である。

c. 除痛ラダーにそって効力の順に（by the ladder）

がん性疼痛には、さまざまな種類・程度があり、鎮痛薬の服用量も患者の疼痛強度に応じて使用する必要がある。がん性疼痛であっても、すべての患者にオピオイド（医療用麻薬）を使用するわけではない。あくまで疼痛強度や効果を評価したうえで、段階的に使用する鎮痛薬を選択する（図8）。

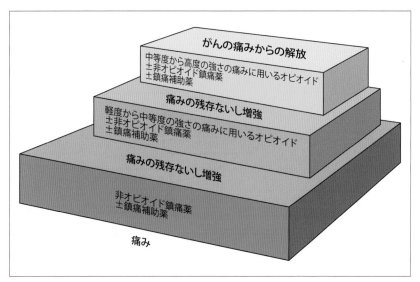

図8　WHO 三段階除痛ラダー
（World Health Organization：Cancer Pain Relief, 2nd ed, World Health Organization, Geneva, 1996（世界保健機構編：がんの痛みからの解放. 第2版，17，金原出版，東京，1997. より引用改変）

　　d. 患者ごとの個別的な量で（for the individual）

　　がん性疼痛の強度やその感じ方には個人差がある。疼痛の強い患者には強力な鎮痛薬を多量に使用することもある。あくまで疼痛の強度に応じて患者ごとに適切な量を投与することが重要である。

　　e. そのうえで細かい配慮を（with attention to detail）

　　がん性疼痛の治療の目的は、患者の疼痛を十分に緩和することである。そのうえで、悪心や便秘などの有害反応に注意を払いつつ、病状の進行や残存する機能に合わせて鎮痛薬の投与法などの変更の必要性を考慮する。

B. 疼痛の性状と分類

　　疼痛の原因には、がん自体に起因する痛み（内臓や神経の破壊・虚血・圧迫など）のほか、がん治療に伴って生じる痛み（術後痛、化学療法や放射線治療の併発症）やがんの進行に伴う消耗や衰弱によって生じる痛み（筋肉や関節の萎縮・拘縮、褥瘡）があり、疼痛治療においてはその原因を正確に把握することが最も重要になる。

　　疼痛は、その発生メカニズムから、**侵害受容性疼痛**と**神経障害性疼痛**に大別され、侵害受容性疼痛には**内臓痛**と**体性痛**がある。内臓痛は、通常経験することのある腹部などの鈍い痛みで、オピオイドが効きやすい。体性痛は骨転移など場所のはっきりした鋭利痛で、突出痛の原因となる。神経障害性疼痛は体性感覚神経などへの腫瘍の浸潤により、ぴりぴり、しびれる、電気が走るなどで表現される疼痛で、非ステロイド性抗炎症薬（NSAIDs）が効き難く、鎮痛補助薬を使用することが多い。また、疼痛のパターンによって持続痛と、体動時などに生じる突出痛がある。

C. がん疼痛治療の基本

　　がん疼痛治療の主軸は薬物療法であり、非オピオイド鎮痛薬やオピオイド鎮痛薬に鎮痛補助薬を組み合わせることで、おおむね除痛を図ることができる。薬物療法以外には神経ブロックや放射線治療なども用いられる。疼痛治療を開始する際には、患者の訴えを信じて過小評価せず、疼痛の強さを評価することなどが重要である。治療を開始したら鎮痛効果と有害反応を判定する。また、患者の心理状態の把握や薬以外の治療法についても検討する。鎮痛薬は疼痛の強度や性質に応じて、その種類や服用量を調整する。個々の疼痛強度や効果を評価したうえで、WHO の除痛ラダーにそって効力の順に段階的に投与していく（**表1**）。最初は非オピオイド鎮痛薬（NSAIDs やアセトアミノフェン）を投与し、痛みの残存ないし増強した場合には軽度から中等度の強さの痛みに用いるオピオイド（コデイン、トラマドール）の投与へ切り替える。さらに、痛みが残存ないし増強している場合には、中等度から高度の強さの痛みに用いるオピオイド（モルヒネ、オキシコドン、フェンタニルなどヒドロモルフォン）を投与することになる。

表1　疼痛の分類と特徴

侵害受容性疼痛	内臓痛	腹部痛などの場所があいまいで鈍い痛み、ズーンと重い痛み
	体性痛	骨転移など場所がはっきりした鋭い痛み
神経障害性疼痛		体性感覚神経などへの浸潤によるぴりぴり電気が走る／しびれるような痛み

D．オピオイド鎮痛薬

　オピオイド鎮痛薬とは、オピオイド受容体と親和性を有する物質の総称で、モルヒネ様の薬理作用を発揮する。一部は麻薬指定されているが、オピオイド鎮痛薬のすべてが医療用麻薬ではなく、麻薬処方箋もすべてのオピオイド鎮痛薬で必要なわけではない。わが国で使用できるオピオイドのうち、がん疼痛治療薬として日本緩和医療学会の「がん疼痛の薬物療法に関するガイドライン 2014 年版」で推奨されている主なものはコデイン、トラマドール（以上弱オピオイド）、モルヒネ、オキシコドン、フェンタニル、タペンタドール、メサドン（以上強オピオイド、麻薬指定）である。また、オピオイドの投与は疼痛時に服用させるのではなく、時刻を決めて定時に投与することが望ましい。また体格、年齢、全身状態などを考慮して少量から開始する。そのうえで患者の状態や有害反応などを考慮してオピオイドの種類を選択する。

E．オピオイド（医療用麻薬）の有害反応

　a．悪心・嘔吐

　　オピオイドの有害反応で最も多いのが悪心や嘔吐である。投与開始時や増量時にしばしばみられる。出現頻度は 30％程度とされる。悪心や嘔吐は 1 週間程度で耐性（オピオイド耐性）ができ、症状は消失するが、使用量を増量した際に再度出現することがある。

　b．便秘

　　ほとんどの患者に便秘が生じるため、オピオイド導入時にあらかじめ下剤を併用する必要がある。水分・食物繊維の摂取を促す。便秘には耐性が生じないため、下剤の内服はオピオイド投与中には基本的に継続する必要がある。

　c．眠気

　　オピオイド開始初期や増量時は、眠気や傾眠傾向がみられることがある。眠気が強く、不快を感じたり、QOL が低下したりする場合には対処する。可能であればオピオイドの減量、オピオイドの変更（オピオイドスイッチ）、投与経路の変更、併用薬を含めほかの原因がないかを確認する。

F．その他の治療

　神経障害性疼痛などオピオイド抵抗性の疼痛に対しては、**鎮痛補助薬**（アミトリプチリン、プレガバリンなど）が用いられている。また、骨転移による疼痛や骨折の予防にビスフォスフォネート（BP）製剤や抗 RANKL 抗体製剤が使用される。これらの薬剤では顎骨壊死が発症することがあるので、投与前・投与中を含め口腔健康管理が必要である。

⑤ **呼吸困難**

A．呼吸困難とは

　呼吸困難とは「呼吸時の不快な感覚」という主観的な症状とされ、呼吸不全とは「酸素分圧（PaO₂ 60Torr 以下」という客観的な病態とされている。呼吸困難の頻度はおおむねがん患者の 21 ～ 90％と報告されており、進行がん患者の 70％が最期の 6 週間で呼吸困難を経験しているとされる。

B．呼吸困難の治療

　治療目標は呼吸困難を取り去ることであるが、困難であることが少なくない。さらに、呼吸不全を合併している患者では、薬物療法によって傾眠をきたしやすく、呼吸困難と眠気のバランスを考えて、治療目標を設定する。呼吸困難の薬物治療にはモルヒネが用いられる。モルヒネはがん患者の呼吸困難に対する改善効果を示す。よく誤解されるが、モルヒネは治療用量では酸素飽和度の低下や呼吸抑制をきたすことがないことが示されている。また、呼吸困難には

薬物療法のみならず、環境調整などのケアも重要である。

⑥悪心・嘔吐

A. 悪心・嘔吐とは

悪心とは、「吐きたくなるような切迫した不快な自覚症状」、嘔吐とは、「消化管内容物を反射的に口から出すこと」と定義されている。悪心・嘔吐にはさまざまな原因があり、原因に応じた適切な薬物治療が必要である。

B. 悪心・嘔吐の原因と対策

悪心・嘔吐の原因には、頭蓋内圧亢進や感情（予期性嘔吐）などが関与している大脳皮質系による悪心・嘔吐、頭蓋底への転移などが関与している前庭器官系による悪心・嘔吐、抗がん薬、オピオイド、電解質異常など化学受容体トリガーゾーンが関与している悪心・嘔吐、消化管蠕動低下・胃内容停滞、胃炎やNSAIDsなどによる粘膜障害などが関与している消化管系による悪心・嘔吐がある。それぞれの原因に対して、適切な薬物治療を行うことにより悪心・嘔吐を抑えることができる。

表2　悪心・嘔吐の主な原因と臨床症状

原因	臨床症状	悪心発生の責任部位
頭蓋内圧亢進 感情（不安・予期性嘔吐）		大脳皮質
頭蓋底への転移	動くと悪化する めまいを伴う	前庭器 （前庭神経の刺激）
薬物：抗がん薬、オピオイド 代謝：腎不全、肝不全、電解質異常	持続的な悪心・嘔吐 オピオイド血中濃度に合わせて増悪	化学受容体トリガーゾーン
消化管蠕動低下・胃内容停滞 粘膜障害：胃炎、NSAIDs	食後に増悪・便秘	消化管 （消化管蠕動の低下）

C. 悪心・嘔吐のケア

食事は無理をせず、食べたいときに食べたいものを食べるように説明する。また、食事のにおいが室温に残らないような食事にする。内容的には脂っぽくなく、あっさりしたもの、香辛料の強くないものにする。口腔内に対しては口内炎や口腔内の汚染、乾燥の有無を確認する。脱水を防ぐために、氷片や少量の水を摂取させる。冷水等で含嗽を勧め、口腔内の爽快感を得られるようにする。

（岩渕博史）

【4章　参考文献】

1節「がん治療と緩和医療」

1) 松浦一登：頭頸部癌治療への口腔ケア導入のススメ. 口腔咽頭科 27：49-53, 2014.
2) 国立がん研究センター：全国共通がん医科歯科連携講習会テキスト（第二版）< https://ganjoho.jp/data/med_pro/med_info/dental/koshukai_text2/training_course_text.pdf > 2019 （2019年10月1日アクセス）
3) 槻木恵一, 神部芳則編：がん患者さんの口腔ケアをはじめましょう. 学建書院, 東京, 2013.
4) 杉原一正, 岩渕博史監修：口腔の緩和医療・緩和ケア ―がん患者・非がん疾患患者と向き合う 診断・治療・ケアの実際―. 永末書店, 京都, 2013.
5) 日本医師会監修：がん緩和ケアガイドブック. 青海社, 東京, 2010.
6) 井部俊子, 開原成允, 他編：在宅医療辞典. 中央法規出版, 東京, 2009.

第5章

地域包括ケアシステム、地域共生社会に果たす歯科の役割

1. 医療連携とは
2. 連携の具体像－病診連携・診診連携
3. 地域包括ケアシステムとは
4. 地域連携クリニカルパス
5. 地域共生社会と歯科の役割

1 医療連携とは

　歯科の医療機関を訪れる患者のほとんどは、歯科疾患だけに罹患しているのではない。口腔内のことだけでなくさまざまな全身疾患・全身的併存疾患に悩み、また自身や家族をめぐる多くの心配ごとを抱えながら受診する。

　こうした患者の診療に、一人の歯科医療者、一つの歯科医療機関だけで当たってはよい結果を生まない。得意分野の異なる複数の診療所、あるいは診療所と病院、さらには医療機関と介護福祉機関、相談支援機関などがお互いの機能を発揮して協力して診療や支援に当たってこそ、はじめて患者を満足させる結果が生まれる。こうしたチームアプローチを医療連携と称している[1]。

　医科領域では、たった一つの臓器疾患の治療にあたるときでさえ、多職種によるチームアプローチは常識である。しかし歯科ではこのような考え方が立ち後れてきた。これからの歯科診療に求められるのは、「削ってつめる」ことだけにとどまらない総合的な視点と対応である。歯科に来科した一人の人間としての患者を安心・安全に治すのであれば、その患者に関する医学的な情報を十分収集、評価したうえで侵襲的な治療に臨むべきなのは当然である。それは術中のバイタルサインをモニタリングすることにとどまらず、術前の既往歴、全身疾患の種類、および加療状況、服薬状況、さらには支援状況などの把握もまたしかりであろう。そしてこのような患者評価（アセスメント）には、患者を取り巻く歯科以外の医療環境、支援環境へのアクセス、すなわちこれら他職種との医療連携が欠かせない。

　こうした医療連携にはいくつかの種類がある。歯科の領域内での相互連携には、「病診連携」と「診診連携」がある。総合病院のような、マンパワーと高度な医療設備を備えた医療機関に設置された「病院歯科」との連携は「病診連携」と呼ばれる。たとえば埋伏智歯の抜歯や口腔領域

の外傷治療、良性悪性の新生物の外科治療などは、診療所と病院歯科が機能分担してあたる必要がある。また歯科医師が有する専門性を組み合わせ、診療所同士が情報交換して患者の歯科治療にあたる例も増えてきた。このような連携形態は「診診連携」と呼ばれる。

次にあげられるのは、患者を日常的に診ている医科医療機関、病院他科との医療情報共有である。こうした医科との医療連携は「医科歯科連携」と呼ばれ、最近では骨吸収抑制剤と顎骨壊死の関連、あるいは周術期等口腔機能管理などを中心にその必要性が強調されている。

これらほど強力に発信されてはいないがさらに重要なのは、医療職だけでなく介護職福祉職とのさまざまな連携である。歯科が正しい理解と適切な対応をいまだ果たせないでいる「地域包括ケアシステム」と、この深化により導かれる「地域共生社会」において、医療職以外の職種との広範で有機的な連携である「多職種協働」は必須である。

連携の具体像ー病診連携・診診連携

1 病診連携・診診連携

1 病診連携

医科では、主治医を中心としていくつかの専門医がそれぞれの立場から意見を出し合うチームアプローチがごく一般的に行われる。しかし歯科においては、患者を一人の人間として、他科の医師と一緒にさまざまな方向から評価しながら治療を進めていくという流れは、現状ではあまりみられない。

一方歯科衛生士の場合、状況はさらに厳しくなる。診療所勤務の多くの歯科衛生士にとって、病院歯科との医療情報交換や共有の現場に立ち会ったり、病院歯科からの情報提供内容を正しく理解することは、相応の機会に恵まれないかぎりきわめて難しい。

歯科診療所と病院歯科が連携する場合は以下の①〜④の4つに大別される。

①高度な外科処置への対応

複雑な外科手技を要する埋伏智歯や新生物の摘出、切除、および鑑別診断などでは、診療所と病院歯科口腔外科の機能分担ははっきりしている。患者の理解も得られやすい。

②診療所では対応が困難な全身的疾患を有する患者の観血的処置などを依頼する場合

【事例：重篤な全身疾患を合併患者の連携下診療】

　50歳代女性。拡張型心筋症にてβ-blocker療法を受けている。A歯科にて上顎小臼歯の保存治療を局所麻酔下に行ったところ、術中30回／分台の徐脈を呈した。患者は長年通院しているA歯科での継続治療を希望したが、循環器科主治医のいる病院の歯科口腔外科に保存治療の続きを依頼紹介した。循環器科へのコンサルテーションの後、厳重な全身管理下に行われた病院歯科の治療では特段の全身状態悪化はみられなかった。このため口腔外科主治医と相談のうえ、次回以降の治療はA歯科で行うことにした。バイタルサインの持続的なモニタリング下に治療を進めたところ、当初徐脈発作がみられたがほどなく消失し、以後はトラブルなく治療を遂行できた。

　この症例は、病院のもつ機能が、患者を安全に治療するという目標のために発揮されたケースといえる。この患者は術中に心停止するかもしれないという重篤な全身的併存疾患を抱えていた。その併存疾患について、主治歯科医が前もって的確な情報を把握できていないうちに侵襲的な治療を行えば、生命にかかわることもある。そこで全身状態に関する情報を入手し、危険が予測される時期の治療は病院歯科に委ねることで、安全に治療を終えることができた。

　病診連携とは、単なる一方通行の紹介のみを意味しない。病院歯科や関連他科と情報交換を行いながら、最終的には患者の希望に応えて治療を進めていくことが重要である。

③機器の共同利用、共同診療

　「機器の共同利用」は、病院のもつ高度な医療機器、たとえばCTやMRIなどの画像検査診断と読影などを病院の協力のもとに共同で行うものである。「共同診療」は、病院の設備よりも機能を積極的に共有しようというものである。

④逆紹介

　病院に入院中（あるいは通院中）の患者が退院する際、口腔内に何らかの問題がある場合には地域の歯科診療所に紹介する。

② 診診連携

　こうした病診連携に比べ、診療所同士の連携や機能分担＝診診連携は少なくとも歯科ではいまだ十分に発達しているとはいえないが、患者と強固な信頼関係を結べていれば、診診連携の推進は何よりも患者に益するものとなる。

　たとえば行動調整が難しい障害者は、近隣の障害者歯科センターにいる障害者歯科専門医に相談し、改善困難な抜髄後疼痛は歯内療法専門医に、腫瘍切除後の義歯の作成は顎補綴科出身者に、難治性疼痛は口腔顔面痛専門医に、と近隣の医療資源を有効に活用することにより、患者中心の歯科医療が展開できる。

地域包括ケアシステムとは

　社会福祉の想定する支援対象は、65歳以上の高齢者、知的・身体・精神障害者、18歳未満の児童、生活困窮者、難病患者、がん患者や性的少数者の一部などに大別される。高齢者支援はいち早く介護保険制度（2000〈平成12〉年施行）が整えられたが、医療・介護・予防・生活支援サービス等のベストな組み合わせで高齢者の地域生活を支援する制度がまず必要になった。「住み慣れた地で、その人らしく」と要約されるこの制度を「地域包括ケアシステム」と称している。

　このように、地域包括ケアシステムは高齢者のためだけのものではない、この点はきわめて重要であるにもかかわらず、多くの議論で理解が抜け落ちている。ただ介護保険の導入にともなって、要介護高齢者を支える制度は最も整備が進んでいる。そこでまずは、高齢者支援を例にとり、地域包括ケアシステムと多職種協働について説明する。

　地域における高齢者の介護相談で、最初の窓口となるのが地域包括支援センターである。地域包括支援センターは人口2〜3万人ごとに1つ設置されており、その担当地域を「圏域」と称し、多くの場合中学校ごとの学区がこれにあたる。地域包括支援センターは高齢者のための総合相談窓口で、高齢者が住み慣れた地域で長く安心して暮らしていけるよう、総合的な相談や支援、必要なサービスの調整を行う。

　そして実際の介護保険サービス、および利用者の日常生活全般のマネジメントをする職種がケアマネジャー（＝介護支援専門員）である。

　今までは自分一人で身の回りのことが何でもできていた高齢者が、最近になって家賃や水道光熱費などの支払いが滞るなど、何らかの理由で自立した生活に支障が生じてきたとする。これに地域の人たち（民生委員など）が気づいて公的な相談機関であるこの人の圏域地域包括支援センターに相談し、同センターはその人に起こっている状況と、その人を今後どのように支援していけばよいのかの見立てをする。そして適切な医療や介護、ときには法律関係者と一緒にその人の支援体制を構築する。この人が認知症であれば医療機関への受診を提案し、介護保険が必要ならばケアマネジャーを紹介し、そして契約や財産管理に不安があれば成年後見制度などを使うなどしてさまざまな方面からの支援ができるようにする。地域包括支援センターは「つなぐ」機関であるため、要支援者の日常生活全般をコーディネートし、本格的なその人の担当であるケアマネジャーに、その人の日常生活全般のマネジメントをお願いすることになる。つまりケアマネジャーはその人が生活していくために必要な支えの情報を統合して、この人に最適な支援計画（ケアプラン）を立案する役割を担う。

　地域包括支援センターにはこのケアマネジャーをさまざまな形で支援する「主任ケアマネジャー」と、保健師、社会福祉士という3つの職種の配備が義務付けられている。保健師は個々の患者でなく集団を主な対象に、乳児健診やがん健診などの健康診断や健康相談といった、健康管理や疾患予防に活動する。最近では介護が必要な状態にならないための「介護予防事業」も主な業務である。社会福祉士は精神科病院、社会福祉施設などで支援の必要な人々の困りごとの相談を受けたり、その人を助けるために生活環境を整えるのが主な職務である。要支援者の権利を護るために、その人にとって最適な専門機関につないでいく「相談援助の専門職」といえる。

これらの福祉職に加えて介護職（介護福祉士、ヘルパー）、リハ職（理学療法士＝PT、作業療法士＝OT、言語聴覚士＝ST）、栄養士や保育士、看護師や薬剤師、さらには民生児童委員や自治会などが構成する多職種支援チームがさまざまに伸縮しながら支援に当たっている。

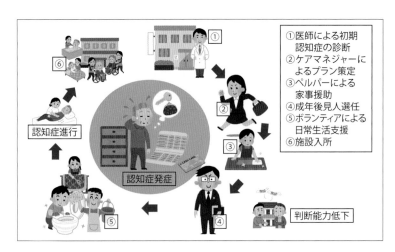

①医師による初期
　認知症の診断
②ケアマネジャーに
　よるプラン策定
③ヘルパーによる
　家事援助
④成年後見人選任
⑤ボランティアによる
　日常生活支援
⑥施設入所

図1　認知症要支援者に対する支援の実際例
（望月　亮，片山荘太郎，他：地域共生社会に果たす歯科麻酔科医の役割．日歯麻会誌 47(2)：74-80，2019．より引用改変）

　近年、社会福祉の世界では「8050問題」という語が用いられている[2]。引きこもりなどの理由で依存を深める50歳代の子と、精神的・経済的に限界を迎えている80歳代の親が両方とも社会から孤立してしまう深刻な社会問題を指す。このような支援対象では、単に親のみ、子のみを助ければよいというものではなく、彼らのもつ重層的な問題を総合的に解決する支援が求められる。

【重層的支援を要する事例】
○70歳代女性。左側下顎大臼歯から「酸っぱい味がする」と来院。精査の結果歯科医学的な異常は認められず。詳細な問診によりLD（学習障害）に陥った小学生の孫を特別支援学校に進ませるか否かで人知れず苦しんでいたことがわかった。主治歯科医から児童支援に実績のある小児科医に紹介、医師から教育委員会への助言により孫は中学の普通学級に進学、本人に合った教育により通信制高校への進学も果たし、祖母の大臼歯部の愁訴は消退した。

○50歳代男性。中学校時苛烈ないじめをうけて統合失調症を発症し、現在に至るまで無職、引きこもり状態。精神科病院からの投薬は10種類以上にのぼる。
歯科的主訴は不定愁訴も含め多様で対応に苦慮。最近になり80歳代の母親から「自分がいなくなった後、この子はどうなるのか」との相談あり。自院患者の社会福祉士に紹介し、詳細な相談対応の結果、これまでほとんど福祉制度につながれていなかったことがわかった。ただちに成年後見申請し家裁より後見レベルとの判断が下りた。

　今後、高齢化による認知症状の悪化、精神障害者の行く末、要保護児童の進学といった問題が複合的にからみ合う事例の増加が予想される。このような問題を解決するのが地域包括ケアシステムであり、そのような人々を助ける支援チームを構成するのが多職種協働である。この中にあって、歯科の果たすべき役割が一人の口腔衛生の向上や訪問の口腔健康管理にとどまらないことは明らかである。

4 地域連携クリニカルパス

1 クリニカルパスとは

　クリニカルパス（clinical pathway）とは、病院や治療現場を工場の生産現場の品質管理のプロセスとみたてた、高品質の医療を低い危険度で提供するための最適かつ具体的なプロセスマップ（工程表）を指す。この語は元来、アメリカで1950年代に軍事兵器を効率的に開発するための「最適経路」（クリティカル・パス）を意味していた。現在用いられているクリニカルパスという概念は、音の類似したこの原義が「医療安全の最適化」に結びついて転化したものである。

　クリニカルパスは、質の高い医療を経験の浅い新人医療者にも比較的容易に実現させるツールとして、また医療安全に対する認識を広く共有させる手段として有用とされる。しかしその反面、医療現場に集まる患者はさまざまな背景をもっているので、求められる医療に必要な情報量と経路の複雑性は格段に異なる。すなわち、医療を生産現場とみたてていたずらに標準化を目指すことに対しては批判も少なくない。

　しかし、可能な限り効率的に、多くの医療者に最適な、しかも安全な医療を実施させうる手段として、このクリニカルパスは現代の医療にはなくてはならない概念である。またクリニカルパスにより医療の標準化、根拠に基づく医療の実施（EBM）、インフォームドコンセントの充実、業務の改善、チーム医療の向上などの効果が期待されている。

2 地域連携クリニカルパス

　現代の医療では、急性期治療（脳卒中や骨折に対する外科手術など）を終えた患者は可能な限りすみやかに社会復帰、在宅復帰というゴールに導きたい。そこで急性期病院から回復期病院を経て早期に自宅（維持期）に帰れるような診療計画の作成が求められる。これが地域連携クリニカルパスである。地域連携クリニカルパスは治療を受けるすべての医療機関で共有され、施設ごとの診療内容と治療経過、最終ゴール等が診療計画として明示される。

　脳卒中を発症した患者が手術からリハビリテーション（リハ）を経て在宅復帰する過程を例に説明する。脳卒中発症後、患者はただちに急性期病院に搬送され、急性期医療（脳外科手術、血栓溶解療法など）が行われ、その直後より「身体機能の回復」および「日常生活への復帰」を見据えたリハビリテーションが開始される。

　リハビリテーションは、ベッドサイドで円滑に離床できるための急性期リハ、リハ室での身体機能やさまざまな応用動作、さらには言語や摂食嚥下機能の回復を目指す回復期リハ、そして日常生活への復帰や再発予防を念頭に置いた維持期リハと進んでいく。さらには生活の場において、麻痺などの障害が残れば介護・医療のさまざまなサービスを用いながらの在宅療養支援も必要となる。また、すべての期において、肺炎予防や栄養改善のための口腔健康管理も重要な項目である。

地域連携クリニカルパスは、これらの急性期から回復期、維持期にいたる医療・介護支援がシームレスに（切れ目なく）供給されるために策定されるもので、医療者・支援者間で共有されなければならない。脳卒中の各病期においては、医療・介護支援、福祉サービスの有機的な連携が不可欠であり、この連携を具体的な目標と達成期間の想定下に工程表として具体化したものが地域連携クリニカルパスである。すなわち、地域連携クリニカルパスは医療・福祉連携を具体化した断面図とも言える。

5 地域共生社会と歯科の役割

　要支援者は多様化し、その数も増え続けている。そのためもはや高齢者だけではなく障害者や子供を含め、「支援の必要な人々」すべてを、専門職はもちろん地域皆で支え合う構想が求められた。こうした地域包括ケアシステムの深化によって導かれる社会を「地域共生社会」とイメージするようになってきている。

　歯科は口腔の専門職であり、口腔機能改善の唯一と言ってよい担い手である。他方、口腔は鋭敏な感覚器官であり、また多くの歯科診療所は予防を重視した診療、しかも時間予約制の診療を行っていることから、歯科は患者の日常的な変化に気づきやすいという特色を備えている。つまり歯科は豊富な発見機能を備えているといえる。

　たとえば予約日でないのに受診したり、歯科医師の説明が全く理解できなかったりする高齢者を発見した場合には歯科医療者が適切な支援先につなぐ機能を発揮する必要がある。

　外来などで本来は受診が欠かせないにもかかわらず現状ではそれが難しい状況に接したとき、歯科医療者にはまずその状況への気づきが求められる。そして患者の支援状況を把握して、支援機関に適切な支援が可能になるにはどうしたらよいのかを相談し、助言することができる。歯科の果たすべき役割はまさにここにある。

　歯科を受診する患者には、高齢で認知症や慢性疾患を抱えたり、知的・身体・精神に何らかの障害をもっている人が含まれている。そのような人々が実際にどのような支援を受けているのか、どのような支援者に囲まれているのかを知ることは、その患者の口腔内の疾患を治療することに役立つばかりではなく、支援を求める人を治療する医療者として、なくてはならない情報を得ることにつながる。彼らの抱えている深刻な問題のほとんどは、口腔の状況を改善しただけでは解決しない。つまり「この人に口腔のケアをしましょう」「飲み込みを改善しましょう」などの提言だけでなく、他の支援チーム構成員と同様生活全般に関わる姿勢が求められる。地域包括ケアシステムを構成する多職種協働において、歯科に必要なのは「際立つこと」ではなく「支援チームに溶けこむこと」なのである。

　地域包括ケアシステムに導かれる地域共生社会において、歯科は下記に示すさまざまな役割を期待されている。

　　1. 口腔の専門職として、口腔機能改善の担い手となる
　　2. 自らの職能がもつ、隠された、しかし鋭敏な異常発見機能を自覚する
　　3. 地域の有識者として医療職と介護福祉職の仲立ちとなる

（望月　亮、安藤千晶）

【5章　参考文献】

1) 望月　亮，内藤克美，他：病診連携の現状と課題1．歯界展望 107(5)：1057-1061，2006.
2) 望月　亮，片山荘太郎，他：地域共生社会に果たす歯科麻酔科医の役割．日歯麻会誌 47(2)：74-80，2019.
3) NHK：「8050 問題」とは？求められる多様な支援．NHK ハートネット福祉情報総合サイト <https://www.nhk.or.jp/heart-net/article/96/>2018（2019 年 12 月 17 日アクセス）
4) 中島直樹，岡田宏基，他：病院情報システムとクリニカルパス．医療情報学 27(1)：21-28，2007.
5) 厚生労働省：中医協資料　地域連携クリティカルパスとは（中医協診－ 3-219．2007 年 10 月 31 日）https://www.mhlw.go.jp/shingi/2007/10/dl/s1031-5e.pdf（2019 年 12 月 17 日アクセス）

索引

この度は弊社の書籍をご購入いただき、誠にありがとうございました。
本書籍に掲載内容の更新や訂正があった際は、弊社ホームページ「追加情報」
にてお知らせいたします。下記のURLまたはQRコードをご利用ください。

http://www.nagasueshoten.co.jp/extra.html

歯科衛生士必須 有病者歯科学　　　　　　　　　　　　　　　　　　　　ISBN 978-4-8160-1375-1

© 2020. 2.19　第1版　第1刷

編　　　集　一般社団法人
　　　　　　日本有病者歯科医療学会
発　行　者　永末英樹
印　　　刷　株式会社 サンエムカラー
製　　　本　新生製本 株式会社

発行所　株式会社　永末書店

〒602-8446　京都市上京区五辻通大宮西入五辻町 69-2
(本社) 電話 075-415-7280　FAX 075-415-7290　　(東京店) 電話 03-3812-7180　FAX 03-3812-7181
永末書店 ホームページ　http://www.nagasueshoten.co.jp

Live Escalate

CEFR **A2+**

Trekking

Teruhiko Kadoyama
Live ABC editors

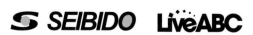

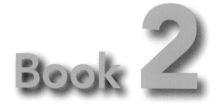

Book **2**

photographs

iStockphoto

StreamLine

Web 動画・音声ファイルのストリーミング再生について

CD マーク及び Web 動画マークがある箇所は、 PC、スマートフォン、タブレット端末において、無料でストリーミング再生することができます。下記 URL よりご利用ください。再生手順や動作環境などは本書巻末の「Web 動画のご案内」をご覧ください。

http://st.seibido.co.jp

音声ファイルのダウンロードについて

CD マークがある箇所は、ダウンロードすることも可能です。下記 URL の書籍詳細ページにあるダウンロードアイコンをクリックしてください。

http://seibido.co.jp/ad595

Live Escalate Book 2: Trekking